U0110942

《三指禪》
校注

清・周學霆　著

郝　洋、李　辰
闞　宇、周勁草　校注

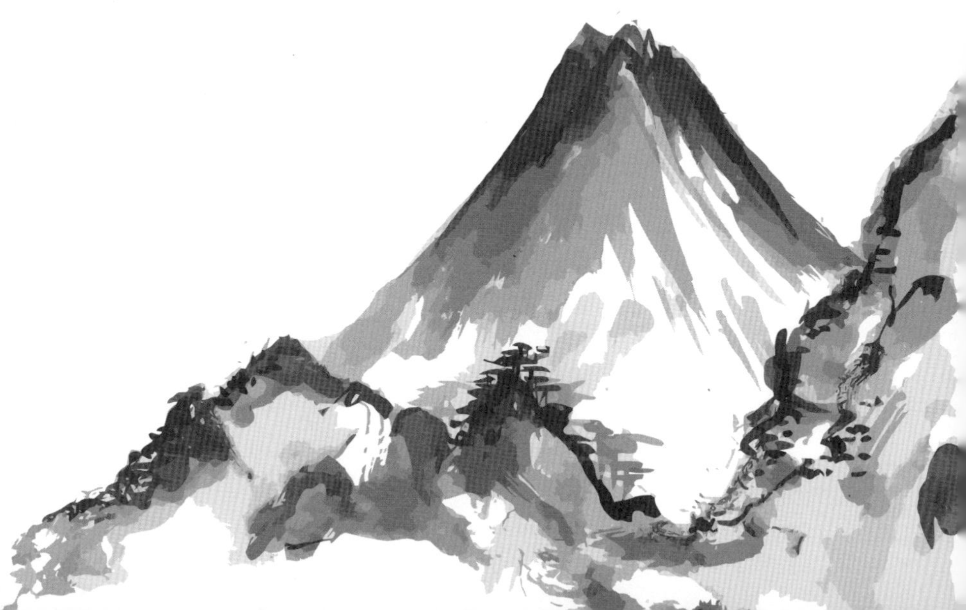

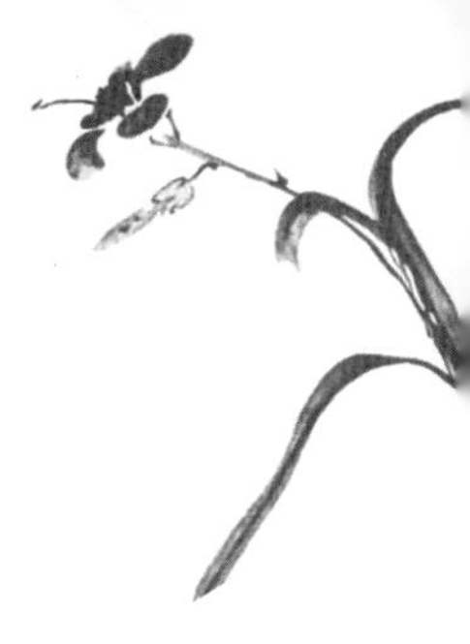

方伯疇原序

醫者，意也。至於脈理，尤以意會。夢覺道人棄儒業醫四十餘年，奇奇怪怪，以活無算。其持脈也，曾不一瞬，病情萬變，便已了了，人感深之，因出《脈訣》一書問世，特拈出緩字為主，取生意也。

余比象繪形，言簡意賅，而議論透闢，發前人之所未發，唯其理精，是以意會，然非致虛岑寂精誠之極，未有如此之神且速者。此中大有禪機焉，余因題之曰《三指禪》。禪者，元也。元之又元，眾妙之門。

敕授修職郎、湖南長沙府善化縣儒學教諭、前乾隆乙卯科亞元大挑二等，愚弟方伯疇頓首拜撰。

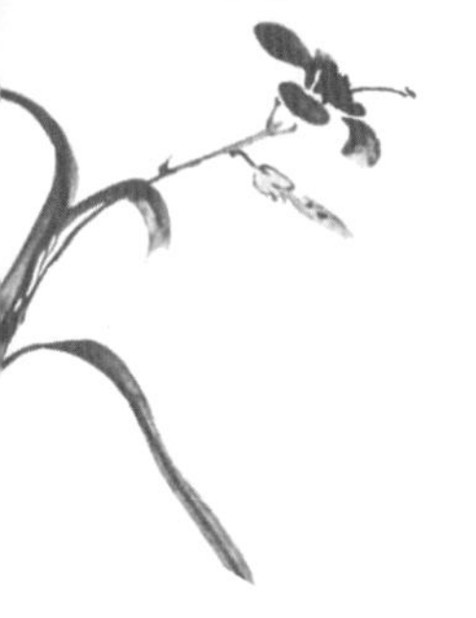

歐陽聘侯原序

同邑周君，仙骨珊珊，以醫道活人多矣。凡所經歷之區，類皆頌再造恩於弗替，觀其膾炙人口，非可以道里計，其所由來者久矣。

乙酉僑寓省垣，適愚以江右令改官回籍，耳飫其名，而究未及親見之也。旋又承乏朗江府學，越明年，交卸赴省，同棲試館側，聞士大夫之叩門延請者踵相接焉。

周君方日無暇晷，愚亦弗得以究論其間，心竊恨之，蓋蓄原所未獲申者已二年於茲矣。時或漏深歸館，閉戶圍爐，縱言至於醫，指其途徑，定其要歸，以為明醫之蓍蔡，庸醫之針砭，是周君之醫理，誠有大過人者。惜粗識其梗概，尚未悉其淵微，其如欲入而閉之門何哉？

丁亥之冬，周君以手訂《三指禪脈訣》問序於愚，愚曰：是殆問道於盲也。雖然，壽身壽世，愚於此中煞吃辛苦，一旦得是書而讀之，目謀心謀，刻期卒業，覺從前未晰之義，未破之疑，不啻迎刃而解，毫髮無恨，快也何如！

竊憶緩之一字，亦第居二十七脈之一耳，而周君融會貫通，獨有心得，始為提綱，次為對待，二氣五行之理，罔不了然於心目間，誠足以闡前人所未發，補前人所未備。以愚所聞，三折肱而知為良醫者，捨斯人其奚適也？

抑周君束髮受書，因病廢業，始得專精於醫，以壽身而壽世，是直以良相之經綸，運諸良醫之呼吸，乃大獲活人之效於舉手間，而又未敢以自私也。筆之於書，嘉惠來學，好生之德，以視俞跗、盧扁，有過之無不及，後之覽是書者，其亦興起於茲編而定所法守也夫！

《續刊三指禪》歐陽輯瑞序

曩歲，夢覺道人所著《三指禪》醫書問世，愚曾讀而敘之、評之。刻甫竣，不翼而飛，不脛而走，三年之內，幾遍海隅。第書中以元風而闡醫理，即以醫理而寓元風，其引用故實，原本聖賢經傳，而體裁半仿先儒詩賦文章，竊恐僻壤遐陬，不讀東觀未見之書，奚必貫通乎奧義；不受北面真傳之缽，罕能斟酌夫良方。將了於目，了於口，而究無以了於心，幾何不轉為是書詬病耶？

愚是以殷然有注釋之思，適承乏濱江司訓，有志未逮，心甚懸懸，迄交卸旋省，時加翻閱，凡遇有精深之處，輒蠅頭細注，逾歲之久，秩然成觀。愚心為之少慰，惜經驗藥方尚未之採錄也。居無何，道人一瓶一缽，假道省垣，棲身試館。

愚匆忙晉接，方欲伸兩地之綢繆，敘三年之契闊，而道人乍附耳具言曰：前書未就，其奈之何？愚曰：書已盛行，何云未就？

道人曰：未了其義，未標其方，縱閱者寶而

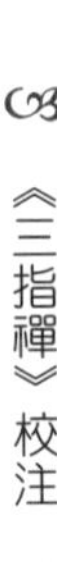

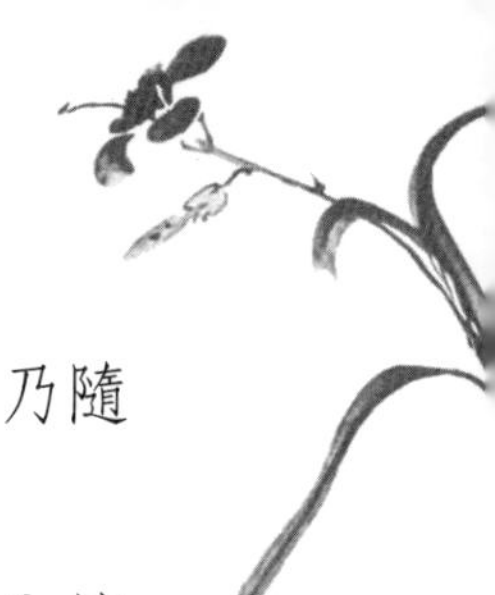

藏之，於予心終覺未慊也。愚曰：唯唯否否，乃隨向案頭，檢前所注釋，互相參訂。

道人曰：往日著方若干，急欲續刊，以公諸同志，得是注而並鐫之，其庶乎毫髮無遺憾矣！愚乃拊手應聲曰：兩人之志，不謀而合；兩人之道，不約而同；兩人之聚散，或遠以千里，或近以一堂，此真天假之緣，助成完璧，豈唯是書之幸，抑海內生人之共幸也。

坊友王子念祖，急登梨棗，聊志數語，以冠其篇。至於道人著書之旨，命名之意，原序已詳言之，茲不贅。

時大清道光十有二年春月穀旦，敕授修職郎、湖南候選教諭、前嘉慶庚午科舉人、考充咸安宮官學教習、分發江西南安府上猶縣知縣、改教回籍歷署常德府學、益陽縣學訓導，眷愚弟歐陽輯瑞頓首拜撰。

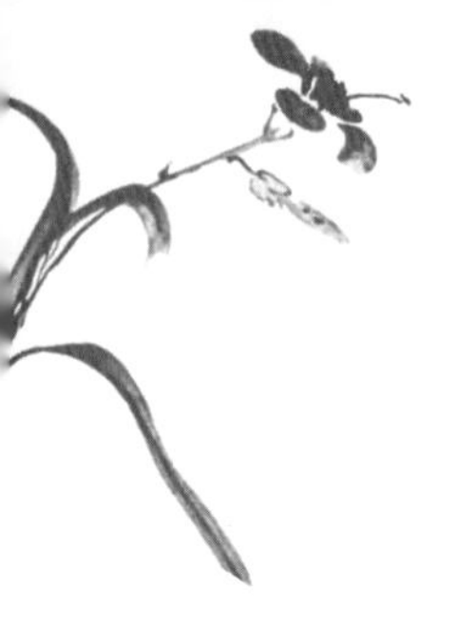

余正煥序

凡能事之特異者，其中必有意領神悟之處，得之於手而應於心，佝僂之承蜩也，庖丁之奏刀也，技也而皆進於道，況乎遊神大隱之場，積悟金丹之室，以修生之妙術，探生之元機，有不默契主真、超通無上者哉？

予始晤建州周夢覺，見其診視方脈，舉手即得，略無停指，好事者或試以雜症，亂以多人，頃刻之間，無不奇中，以為別有經驗之法，初不關脈之診視也。及叩其所蘊，乃知究心脈理已四十餘年，張、朱、李、劉莫不抉其精而窮其奧，要其通元會竅，實得力於禪家煉已一節工夫。蓋於禪悟醫，故醫亦入禪也。

予於醫未嘗有得，讀《三指禪》於我心有戚戚焉，於二十七脈中，獨提緩字為訣，誠可謂挈領提綱，權度在我，主於七診之法，直指禪機，奇經八脈，暢明禪經，尤屬傾囊倒篋，一片婆心，其以津逮後學，而仁壽斯民也，又豈直逗脈訣之金針，而正醫宗之圭臬已哉！

賜進士出身江西鹽法、兼巡瑞袁臨道、前翰林院編修、雲南迤西兵備道、陝西陝安兵備道，星堂余正煥序於聽雪齋。

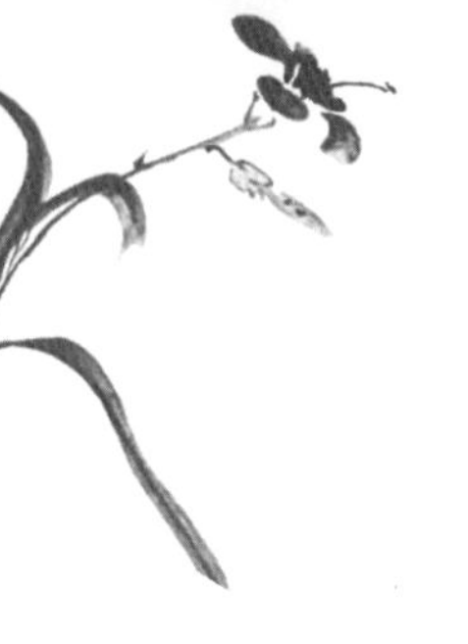

賀長齡序

《易》曰：正其本，萬事理，差之毫釐，謬以千里。此《易》之精言，即醫之精言也。

余嘗謂《易》通於醫，不通陰陽五行造化之理，不可與言《易》，即不可與言醫。脈者病之本，指又脈之本。

夢覺道人取緩字為本脈，以定病脈，固已探其本矣，而又於夜半初覺時，凝神煉指，取脈於真，故脈一遇指，而其脈立見，如虛堂懸鏡，無所遁其妍媸焉。指與物化而不以心稽，此《易》之唯深唯幾而又進於唯神者乎！

不疾而速，不行而至，其神也。有何以神之者也，則本之說也。道人又謂：春肝脈弦，五脈皆帶弦象；夏心脈洪，五脈皆帶洪象；則又直截了當，一以貫之。《易》簡而天下之理得，其運用之妙，存乎一心。

道人蓋用法而恒得法外言，而其著論一本《靈》《素》《難經》原文，絕無一字杜撰，又豈私

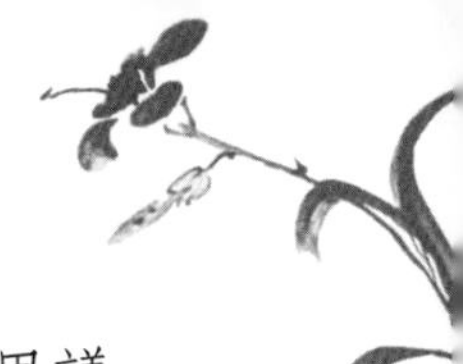

心自用者比乎！人但見其立起深痼，用藥脈出思議之表，遂謂道險出奇，得未曾有，實則無奇非庸，無險非易，跡若變化不測，理則一定不移，特不知者自相駭詫耳，而道人何容心乎？余非知醫者，謬持此說，以質之道人，其以為何如也？

時大清道光十有三年歲在癸巳秋九月，前翰林院編修、左春坊左中允、江西南昌府知府、山東沂曹濟道、江蘇按察使、蘇州江寧山東布政使、護理山東巡撫兼提督軍門、嘉慶庚午廣西鄉試副考官、提督山西學政，善化賀長齡拜撰。

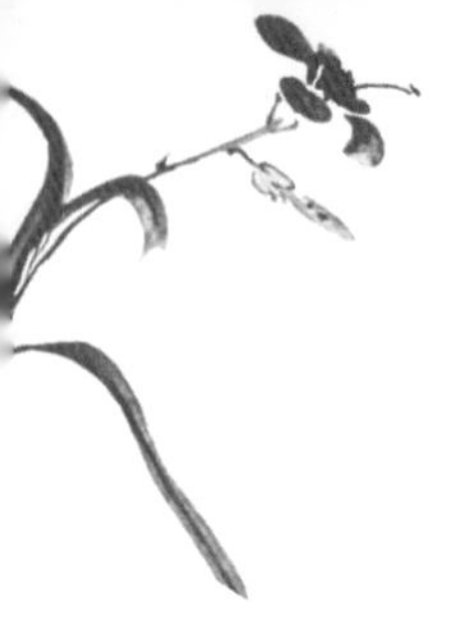

陳岱霖序

余讀《扁鵲倉公傳》，未嘗不廢書而歎也，曰：古固有之，今亦宜然。既而遊齊、梁、燕、趙間，所過通都大邑，至則遍訪其人，而父老無能言之者，蓋醫學之失傳久矣。

道光戊子後讀《禮》，家居頻年，憂鬱縈懷，百病交作，輒思究心此道為養生計，且仁民利物之權不屬，區區之意，亦欲以為良醫者稍行其術於鄉黨之間，庶幾范文正之所云也。

越癸巳，始得邵陵周先生《三指禪》而讀之，先生亦於是秋來省，得以接其言論，乃知其折肱五十年，貫穿於張、朱、劉、李之學，而歸其本於《靈樞》《難經》，又嘗講習夫煙鼎丹鉛之理，故其書語多玄妙。

其治疾也，症愈怪，先生治之之法愈奇，往往有世醫不能指名者，先生輒以一二劑奏功。然則，先生其今之扁鵲、倉公耶！嗟乎！今日斯民之疾奇怪百出矣，顧安得先生之為醫者而醫之乎！

賜進士出身誥授奉政大夫、吏部候選郎中、前工部虞衡司主事、加二級記錄四次，善化陳岱霖拜撰。

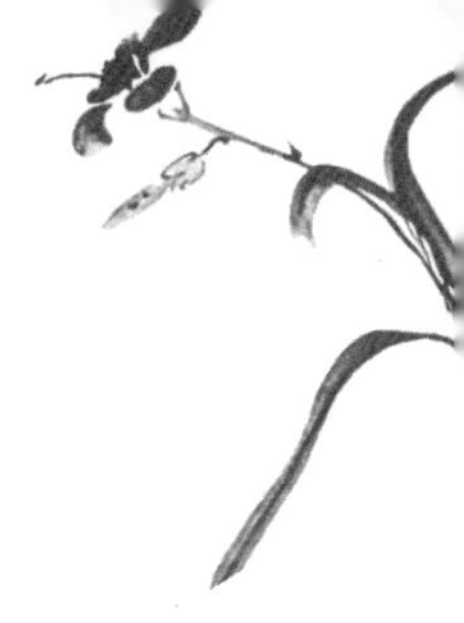

凡例八則

叔和《脈經》，兵燹之餘，無復睹其全本，五代迄今，千有餘年，脈訣迭出，盡失《靈》《素》《難經》原文。是編取緩字為平脈，以定病脈，根柢《內經》以平人定病脈之諦。其餘陰陽對待，恰好安置二十七脈。一奇一偶，配合天成。

《靈》《素》《難經》詞旨深邃，非後學所能蠡測管窺。是編一字一句，悉宗經文。編中相為表裡，六部脈位，三焦包絡，極力將經文闡發明晰，以辨宋明改竄之非。

生人性發為情，情莫著於欣戚，而修仙修佛之基，以身為本，即皆寓於膻中、丹田中，從未有疏明其義，如數掌上羅紋者。是編暢發《內經》未發之旨，透寫世人難寫之情，而金液還丹之說，可知其非自外來。

論症首列男女異尺，剖別陰陽之蘊，即《周易》上卷首乾坤，下卷首咸亨之義。

論症自癆至咳嗽篇，溯源先天主宰，以通元之妙手，寫濟世之婆心。語語自聖經出，卻語語從心坎中出，醫見之為醫，元見之為元。

論症自泄至哮喘篇，發揮後天功用，飲食勞役，病有四百四種，立論難於悉備，而大端卻已隱括無遺。

論症自春溫至溫疫篇，所有外感諸症，率根據四序乘除，五行衰旺之理，記經緯史，抉漢分章。是儒家吐屬，是醫家經綸，是草元家作用，令人把玩不盡。

論症自室女以後，凡雜症亦略見一斑，可引申而觸類，無得以掛漏議之。其所著之方，皆道人四十餘年中之經驗，因統名之曰經驗方。

以上八則，實道人得手應心，有功世道之作，特為表出，用公諸同志云。

南坡居士

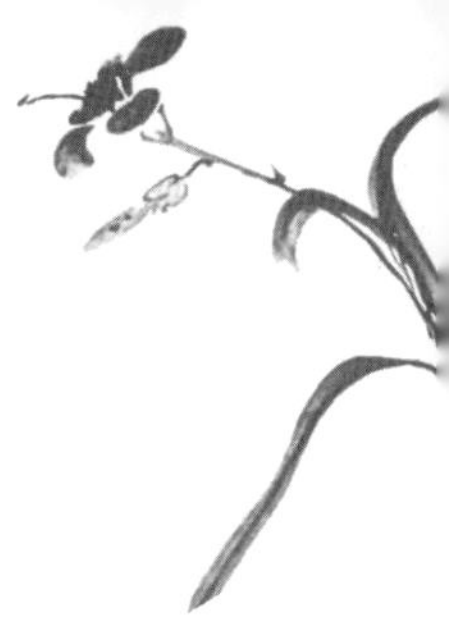

目 錄

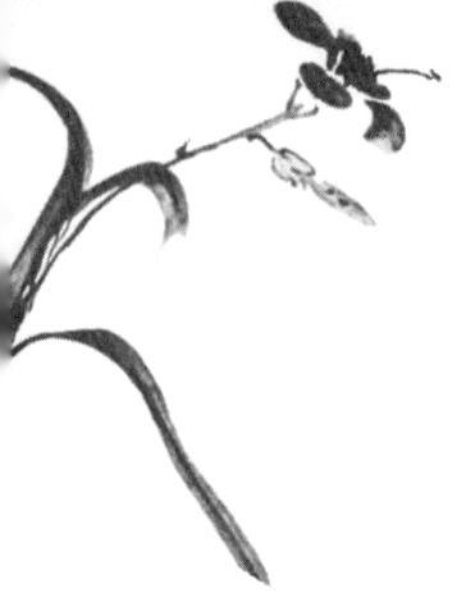

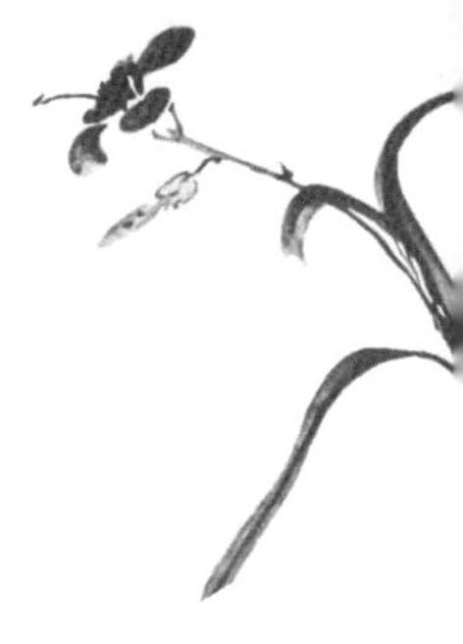

卷　一

‖總　論‖

醫理無窮，脈學難曉，會心人一旦豁然，全憑禪悟。余未及冠，因病棄儒，留心醫學，研究諸書，並無一字之師，獨於脈，稍得異人指示，提一緩字，而融會之，全身脈症，於瞬息間，盡歸三指之下。距今四十餘年，所過通都大邑，探取病情，無一不驗。

今不敢以自私，立為主腦，對以陰陽，注釋多本古人體裁，實非臆造，就正同學，幸其教我。

‖脈學源流‖

軒轅使伶倫截嶰谷之竹，作黃鍾律管，以候天地之節氣；使岐伯取氣口作脈，以候人之動氣。黃鍾之數九分，氣口之數亦九分，律管具而寸之數始形。故脈之動也，陽浮九分，陰得一寸，合於黃鍾。黃鍾者，氣之先兆，能測天地之節候；氣口者，脈之要會，能知人命之死生。本律管以定脈，軒岐之微蘊，誠有未易窺測者。

越人著《難經》，推明十變；叔和撰《脈經》，演成十卷，而脈始得燦明於世。

迄五代高陽生《脈訣》出，士大夫多議之，由是才人傑士，咸馳騁於筆墨之間，各據其理，各抒其見，而真訣幾乎晦矣。

齊褚澄論脈，女子陰逆，自上生下，左寸為受命之根，心肺脈診於兩尺，倒裝五臟，謬妄已極。

趙維宗論脈，心肺在上，為浮為陽；肝腎在下，為沉為陰；脾居中州，半浮半沉，半陰半陽。意義膚淺，更屬無稽。

吳草廬宗《內經》，取之於氣口，未盡《內經》之奧。

朱考亭推《內經》，求之於遍身，未達《內經》之專。若二李者瀕湖、士材將前人所流傳之脈，依樣畫葫蘆，演成詩句，字字曉暢。

叔和而後，幸有傳人，究未得平脈訣，醫無權度，殊失《內經》以平人定脈之旨。是編揆之前哲，雖則別開生面，實亦不過發明《內經》及《難經》《脈經》之義云爾。

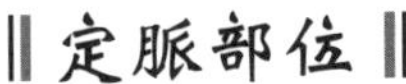

定脈部位

晦庵朱子跋郭長陽醫書云：「予嘗謂古人之於脈，其察之固非一道矣。然今世通行，唯寸、關、尺之法為最要，且其說具於《難經》之首篇，則亦非憑空結撰也。」故郭公此書，備載其語，而並取丁德用密排三指之法以釋之。

夫《難經》蔓乎尚已，至於丁德用之法則，余竊意診者之指有肥瘠，病者之臂有長短，以是相求，或未為定論也。蓋嘗考經之所以分尺寸者，皆自關而前卻是。則所謂關者，必有一定之處，亦若魚際、尺澤之可以外見而先識也。

然考諸書，皆無得論，唯《千金方》內，以為寸口之處，其骨自高，而關尺由是而卻取焉。則其言之先後，位之進退，若與經文相合。獨俗間所傳《脈訣》，五七韻語，其詞淺陋，非叔和本書明甚，乃能直指高骨為關，而分其前後，以為尺寸陰陽之位，似得《難經》本旨。余非精於道者，不能有以正也，姑附於此，以俟明者而折中焉。

按《內經》十八卷，即三墳古書，既未經孔子刪訂，復未經朱子集注，醫喙爭鳴，互相誹詆，分門別戶，莫知適從。獨指高骨為關，以定尺寸，得朱子之跋，而脈之部位始得其準。

‖寸關尺解‖

高骨為關，從關至魚際得一寸脈浮九分，而寸以名；從關至尺澤得一尺脈見一寸，而尺以名。

以關為間隔，而尺寸不得混為一家。合寸、關、尺為三部，其解最為直接，不得曲為分析。

‖六部脈解‖

六部之脈，候之寸、關、尺，出於《脈要精微篇》。左寸以候心，左關以候肝，左尺以候腎；右寸以候肺，右關以候脾，右尺以候命門，以明六部各有所屬。究之候脈，分而不分，不分而分，則得訣矣。

《脈經》曰：「春弦夏洪秋似毛，冬石依經分節氣。婀娜緩若春楊柳，此是脾家居四季。」假如春脈弦，豈有肝脈弦而餘脈不弦之理乎？弦則俱弦，不過言春乃肝氣主事，非謂獨候之左關。

但得浮洪，即屬心火，不必定拘左寸；但得短澀，即屬肺金，不必定拘右寸；但得沉細，即屬腎水，不必定拘左尺；但得和緩，即屬脾土，不必定拘右關。

五臟之脈分，五臟之部不分也。是以傷寒之脈，仲景一書曰浮、曰緊、曰長、曰弦、曰沉、曰微、曰伏、曰代，但統分脈之浮、緊、長、弦、沉、微、伏、代，並未專指何經。

內傷之脈，叔和一書，失血宜沉細，不宜浮緊；水症宜浮大，不宜沉伏；上氣宜浮滑，不宜沉數；腹痛宜沉伏，不宜浮洪；消渴宜數大，不宜虛細；咳嗽宜浮緩，不宜細數。但分脈之宜與不宜，亦不必辨其何臟，此其明白可證者也。

要須知先天一點真陽之火，潛於水中，寄居兩尺，在右火用事，水為之涵。火生土，是為脾土，居右關；土生金，是為肺金，居右寸。在左水用事，火為之溫。水生木，是為肝木，居左關；木生火，是為心火，居左寸。自無而生有，由下而生上，各有其位而不可易者。

《難經》曰：「取寸口以決五臟六腑之死生吉凶。」寸口者，手太陰之動脈。

《內經》曰：「心脈滿大，癇瘈筋攣；肝脈小急，癇瘈筋攣；腎脈小急，肝脈小急，心脈小急，不鼓皆為瘕；腎肝並沉為石水，並浮為風水。」此又於部分之間，而別有會心者。分而不分，不分而分，神而明之，存乎其人。

左心膻中肝膽腎小腸 右肺胸中脾胃命大腸

天下之理，有不必辨者；有必欲辨者。不必辨而辨，則其理晦；必欲辨而不辨，則其理亦晦。心與小腸相表裡，肝與膽相表裡，腎與膀胱相表裡，肺與大腸相表裡，脾與胃相表裡，形質既已相配，氣脈自然相通。而以為大小腸之在下，不得候之於上，相為表裡則可，同居其部則不可。

易為左心膻中肝膽腎小腸，右肺胸中脾胃命大腸，亦思氣類相感，有不見其端倪者。琥珀拾芥，懸空亦起；磁石吸鐵，隔礙潛通。

而何論大小腸之在下，心肺之在上也乎？且胸中膻中，間不能寸，小腸丙火，何得與腎水同居，大腸庚金，何得與命門同宿乎？此則不必為之穿鑿而辨者也。

而有不得不辨者，左腎以藏水，右腎以藏火，既已力辨其非，何以兩腎俱藏水，列諸左右，獨候之左尺，有是理乎？不知兩腎皆藏水，即皆藏火，不過左以水為主，右以火為主耳。

吾為之正其名曰：左心小腸肝膽腎膀胱，右肺大腸脾胃腎命門。

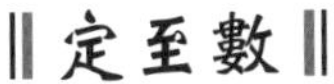

定至數

持脈之初，先看至數。欲知至數，先平三之呼吸，以己之呼吸，定人之呼吸，未嘗不同。蓋人之五臟不可見，所可見者，脈而已。呼出於心肺，心一至，肺一至；吸入於肝腎，肝一至，腎一至。一呼一吸，脈來四至，名一息。脾脈不見者，以土旺四季也，是為平脈。唯是邪擾於中，斯脈不得其正耳。亦有平人脈來五至而無病者。

二十七脈名目

緩、浮、沉、遲、數、微、細、弦、弱、濡、牢、虛、實、滑、澀、洪、伏、長、短、芤、革、結、促、緊、動、代

訣以緩為極平脈，餘二十六為病脈。定清緩脈，方可定諸病脈；精熟緩脈，即可以知諸病脈。脈之有緩，猶權度之有定平星也。

・緩・

和緩也。張太素曰：「應指和緩，往來甚勻。」楊元操曰：「如初春楊柳舞風之象。」

四至調和百脈通，渾涵元氣此身中。

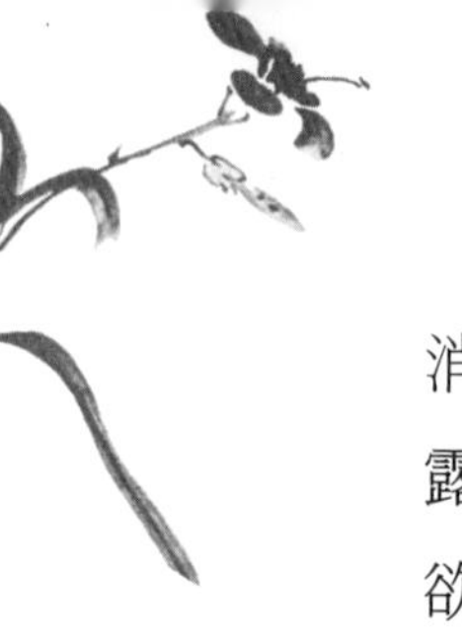

消融宿疾千般苦，保合先天一點紅。

露顆圓勻宜夜月，柳條搖曳趁春風。

欲求極好為權度，緩字醫家第一功。

不浮不沉，恰在中取；不遲不數，正好四至。欣欣然、悠悠然、洋洋然，從容柔順，圓淨分明。微於緩者，即為微；細於緩者，即為細。虛實長短、弦弱滑澀，無不皆然。至於芤革緊散、濡牢洪伏、促結動代，以緩為權度，尤其顯而易見者也。

有胃氣者生

四時之脈，和緩為宗，緩即為有胃氣也。萬物皆生於土，久病而稍帶一緩字，是為有胃氣，其生可預卜爾。

統六脈而言，不得獨診右關。

脈貴有神

無病之脈，不求神而神在，緩即為有神也。方書乃以有力訓之，豈知有力未必遂為有神，而有神正不定在有力。精熟緩字，自知所別裁。

讀緩字法

焚香趺坐，靜氣凝神，將緩字口誦之，心維

之，手摩之，反覆而詳玩之，久之，緩歸指上。以此權度諸脈，瞭若指掌。

‖四時平脈‖

天地之氣，分寄四時，化生萬物。故春木、夏火、秋金、冬水，皆乘其令以分司，獨土則通旺於四季。分陰分陽，迭用柔剛，蓋言平也。人得天地之氣以生，而脈即與之為比附。春為肝木，脈弦；夏為心火，脈洪；秋為肺金，脈毛；冬為腎水，脈石。唯胃氣屬土，其脈從容和緩，散佈於弦洪毛石，以默運於春夏秋冬，渾淪元氣，流暢貫通，生生不已，平孰甚焉。如春肝宜弦，弦而緩者，若風颭柳梢，抑揚宛轉。夏心宜洪，洪而緩者，若活火烹茶，薰灼舒徐。秋肺宜毛，毛而緩者，若揀金砂礫，漸次披摟。冬腎宜石，石而緩者，若水澤腹堅，徐形綯透。四季脾胃用事，厥脈宜緩，不問可知，此平脈所以獲生也。蓋平者，和也，所以和其脈使無急躁也；平者，準也，所以準其脈，使無偏勝也。以緩平之，而後四時之脈得其平耳。

夫緩即胃氣，原秉天生地成，與諸脈互相主輔，而不可須臾離焉者。經所云春弦、夏洪、秋毛、冬石，皆以胃氣為本，誠得診脈之大宗也。惜醫不知察，囫圇讀過，毫無心得。未知有胃氣者，為平為生；無胃氣者，為病為死。遂使一成不易之理，徒蓄千載莫破之疑。余因揭而論定，以著是編。

‖浮沉遲數四大綱‖

立緩為標，言平脈，既統該乎弦、洪、毛、石；提病脈，先分著於浮、數、遲、沉。而二十二脈之旁見側出者，無不寓於其中，舉其綱而目自見。

・浮・

《脈經》曰：「舉之有餘，按之不足。」崔氏曰：「如水上漂木。」主表。

浮從水面悟輕舟，總被風寒先痛頭。

裡病而浮精血脫，藥非無效病難瘳。

浮緊傷寒，浮虛傷暑，浮數傷風，浮遲傷濕。亦有裡病脈浮者。浮而雲騰蜃起，多屬陰虛；浮而綿軟葱空，半由失血；浮而月蕩星搖，預知精敗；浮而羽鎩毛散，可卜神消。

・沉・

《脈經》曰：「重手按至筋骨乃得。」楊氏

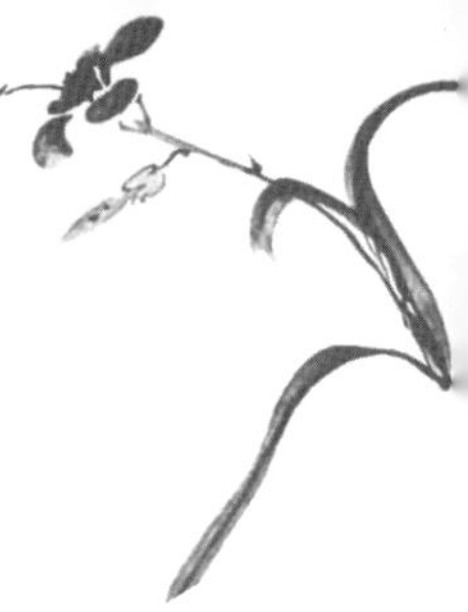

曰：「如石沉水底。」主裡。

沉居筋骨有無局，著骨推筋仔細摩。

有病而沉兼別脈，沉而無病世人多。

沉遲痼冷，沉數內熱，沉滑痰積，沉緊冷痛。多有無病脈沉者。沉居命脈悠長，足徵壽考；沉居腎脈恬靜，咸頌仁人；沉居關脈調勻，允稱秀士；沉居寸脈圓活，定是名姝。

・遲・

《脈經》曰：「一息三至，去來極慢。」遲為陽不勝陰，脈來不及。

遲唯三至欲亡陽，好與醫家仔細詳。

總是沉寒侵臟腑，只宜溫藥不宜涼。

浮遲表寒，沉遲裡寒，有力積寒，無力虛寒，未有無寒脈遲者。遲為內病壅鬱，溫養陽剛；遲為外病侵凌，溫消陰翳；遲為緩病纏綿，溫補元氣；遲為急病馳驟，溫散客邪。

・數・

《脈經》曰：「一息常六至。」《素問》曰：「脈流薄疾。」數為陰不勝陽。

數脈為陽至倍三，脈中數脈實難諳。

而今始識諸般數，囑咐醫人莫亂探。

五行之中，金木水土，各居其一，唯火則有二。而推其火之類，不特本經之火。海枯被火，則為腎火；榆能生火，則為肝火；石可衷火，則為肺火；壤內藏火，則為脾火。不止有二，而有六矣。而充其火之盡，不特當時之火。風熱而熾，則為風火；寒鬱而熱，則為寒火；暑傷而溫，則為暑火；濕積而蒸，則為濕火；燥過而枯，則為燥火。是內有六，外亦有六矣。而窮其火之變，不獨五運六氣之火，又有無根之火，痰結之火，血燥之火，莫可名狀、莫可紀極之火。

綜此以觀，無病不有火，無火不脈數，無藥不可以治數。君火而數，芩連固為折火之正敵；相火而數，桂附亦為歸火之靈丹。脾倦生火，數非參耆莫療；肝盛生火，數唯柴芍可除。數緣腎虛，兩地滋陰，不必降火；數由肺損，二冬泄熱，即以清金。解痰火之數，唯恃法夏；潤血燥之數，須用當歸。傷風發熱，可以去風，即可以治數，防風、羌活；傷寒發熱，於焉去寒，即於焉治數，麻黃、桂枝。療暑熱之數脈，焦朮、川烏，極為妙品；調濕熱之數脈，蒼朮、黃柏，實有神功。阿膠養秋燥之金，脈數自減；元參泄無根之火，脈數以除。區別內外，分析經絡，以脈證病，以病證脈，斯得之矣。安得有心人，與之談數脈哉！

‖對待總論‖

人之一身，不離陰陽；而見之於脈，亦不離陰陽。浮、沉、遲、數，陰陽相配之大者也。舉其餘而對待訓之，事以相形而易明，理以對勘而互見。

‖微與細對‖

微為陽弱欲絕，細乃陰虛至極，二脈實醫家剖別陰陽關鍵，最宜分曉，故繼浮、沉、遲、數後，舉以為對，以冠諸脈。

・微・

微脈有如無，難容一吸呼。

陽微將欲絕，峻補莫踟躕。

輕診猶見，重按全無。黃耆、白朮，益氣歸元；附片、乾薑，回陽反本。

・細・

細脈一絲牽，餘音不絕然。

真陰將失守，加數斷難痊。

舉之極微，按之不絕。天麥二冬，清金生水；生熟兩地，滋陰養陽。

‖虛與實對‖

二脈舉按皆得，而剛柔異質。實為邪氣實，虛乃本氣虛。

·虛·

虛脈大而鬆，遲柔力少充。

多因傷暑毒，亦或血虛空。

遲大而軟，按之無力。按：《脈經》言：「隱指豁空。」非是。

諸脈中，唯芤、革二脈言空，以虛脈而言空，能別乎革，難別乎芤。《瀕湖》曰：「脈虛身熱，為傷暑，亦主血虛。」

·實·

實脈大而圓，依稀隱帶弦。

三焦由熱鬱，夜靜語猶顛。

浮沉皆得，長大帶弦。按：《脈經》言：「應指愊愊然。」非是。愊愊，堅實貌，乃牢緊脈，非實脈也。傷寒胃實譫語，或傷食氣痛。

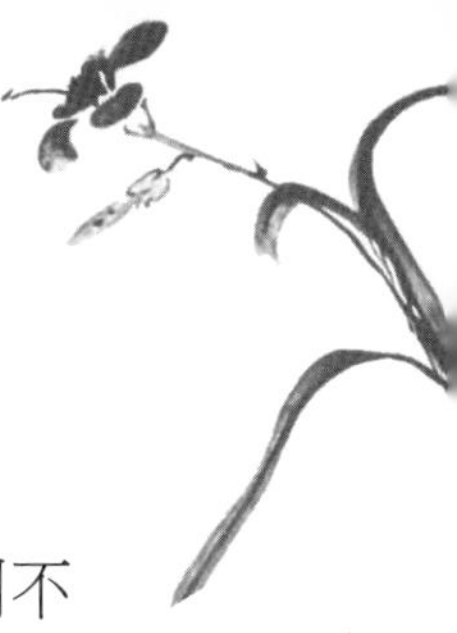

‖長與短對‖

寸、關、尺為脈本位，長則過乎本位，短則不及本位。欲辨長短，先明本位。

・長・

長脈怕繩牽，柔和乃十全。

迢迢過本位，氣理病將痊。

按：長而牽繩，陽明熱鬱；長而柔和，病將解矣。朱氏曰：「不大不小，迢迢自若。」言平脈也。經曰：「心脈長，神強氣壯；腎脈長，蒂固根深。」

・短・

短脈部無餘，猶疑動宛如。

酒傷神欲散，食宿氣難舒。

按：短與動為鄰，形與動實別。動則圓轉如豆，短則濡滯而艱。《瀕湖》曰：「短而滑數酒傷神。」楊氏曰：「短脈為陰中伏陽，三焦氣壅，宿食不消。」

‖弦與弱對‖

脈而弦，脈之有力者也，雄姿猛態，可以舉百

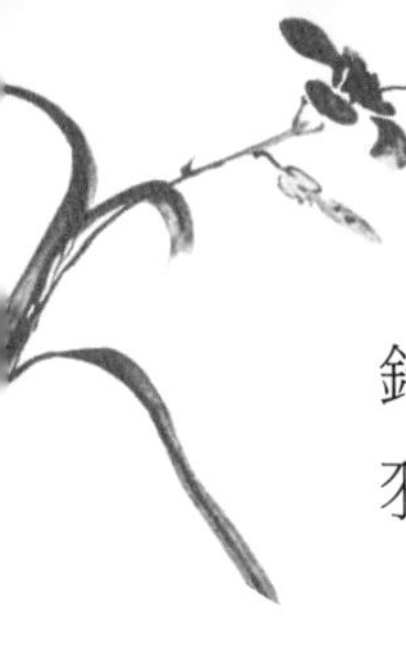

鈎；脈而弱，脈之無力者也，纖質柔容，不能舉一羽。

·弦·

同一弦也，在肝經則瀉之攻之，在膽經則和之解之。

弦脈似張弓，肝經並膽宮。

疝癩癥瘕瘧，象與傷寒同。

《素問》曰：「脈端直以長。」《刊誤》曰：「從中直過，挺然指下。」按：弦屬肝膽經，疝癩癥瘕瘧，肝膽經病。肝膽經有泄無補。

·弱·

弱脈按來柔，柔沉不見浮。

形枯精日減，急治可全瘳。

《脈經》曰：「極軟而沉，按之乃得，舉手無有。」弱宜分滑澀，脈弱以滑，是有胃氣，清秀人多有此脈；脈弱而澀，是為病脈。

‖滑與澀對‖

脈之往來，一則流利，一則艱滯，滑澀形狀，對面看來便見。

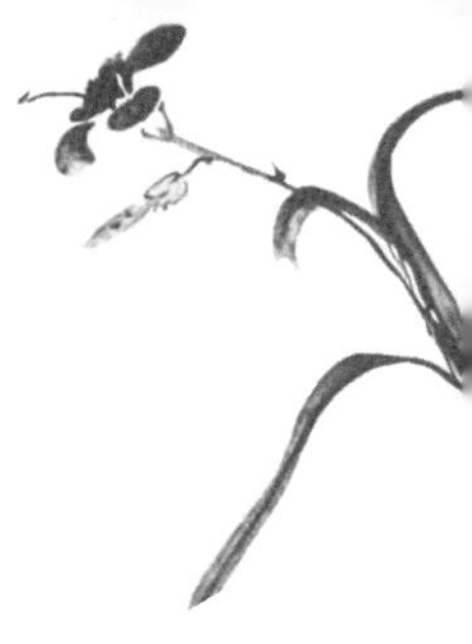

・滑・

滑脈走如珠，往來極流利。

氣虛多生痰，女得反為吉。

沈薇垣曰：「滑主痰飲，浮滑風痰，沉滑食痰，滑數痰火。亦有嘔吐、蓄血、宿食而脈滑者。」萬氏云：「脈尺數關滑而寸盛，為有胎。」

・澀・

澀脈往來艱，參差應指端。

只緣精血少，時熱或純寒。

《脈經》云：「澀脈細而遲，往來艱，短且散，或一止復來。」《素問》云：「參伍不調。」按：血不流通，故脈來艱滯。

‖芤與革對‖

同一中空，而虛實分焉。虛而空者為芤，實而空者為革。悟透實與虛，旁通芤與革。

・芤・

芤字訓慈葱，中央總是空。

醫家持擬脈，血脫滿江紅。

戴同父曰：「營行脈中，脈以血為形。芤脈中空，血脫之象也。」

·革·

革脈唯旁實，形同按鼓皮。

勞傷神恍惚，夢破五更遺。

按：革主亡精，芤主亡血。《脈經》言均為失血之候，混淆莫別。不過革亦有亡血者。

‖緊與散對‖

鬆緊聚散，物理之常。散即鬆之極者也，緊即聚之極者也。緊如轉索，散似飛花。緊散相反，形容如生。

·緊·

緊脈彈人手，形如轉索然。

熱為寒所束，溫散藥居先。

諸緊為寒為痛。人迎緊盛，傷於寒；氣口緊盛，傷於食。

腹痛尺緊，中惡浮緊，咳嗽沉緊，皆主死症。按浮緊宜散，沉緊宜溫。

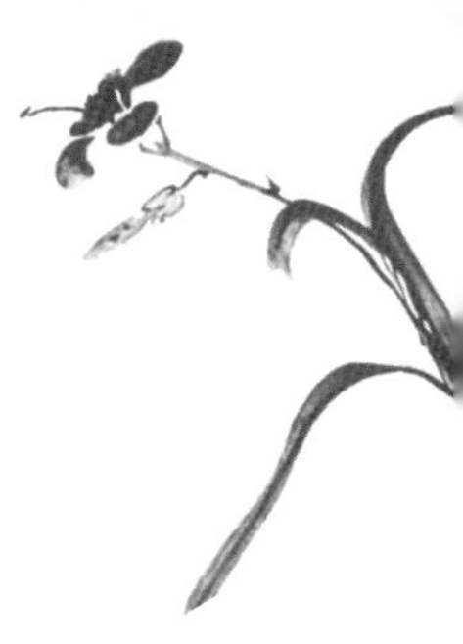

·散·

散脈最難醫，本離少所依。

往來至無定，一片楊花飛。

柳氏云：「無統紀，無拘束，至數不齊，或來多去少，或去多來少，渙散不收。」

‖濡與牢對‖

浮之輕者為濡，平沙面雨霏千點；沉之重者為牢，錦匣裡綿裹一針。

·濡·

濡脈按須輕，萍浮水面生。

平人多損壽，莫作病人評。

《脈經》曰：「濡脈極軟而浮，如帛在水中，輕手乃得，按之無有。」按：濡主血虛之病，又主傷濕，平人不宜見此脈。《瀕湖》曰：「平人若見似無根。」

·牢·

牢脈實而堅，常居沉伏邊。

疝癲猶可治，失血命難延。

《脈經》曰：「似沉似伏，實大弦長。」仲景曰：「寒則牢堅，有牢固之象。」

按：牢長屬汗，疝癩肝病，實病見實脈，可治。扁鵲曰：「失血脈，脈宜沉細，反浮大而牢者，死。」虛病見實脈也。

‖洪與伏對‖

浮之最著者為洪，水面上波翻浪湧；沉之至隱者為伏，石腳下跡遁蹤潛。

・洪・

洪脈脹兼嘔，陰虛火上浮。

應時唯夏月，來盛去悠悠。

經曰：「諸腹脹大，皆屬於熱。」嘔，初起為寒，鬱則為熱。經曰：「諸逆上衝，皆屬於火。」陰虛陽盛，脈多洪，唯夏日應時。《瀕湖》曰：「拍拍而浮是洪脈。」《素問》曰：「來盛去衰。」

・伏・

伏脈症宜分，傷寒釀汗深。

浮沉俱不得，著骨始能尋。

傷寒一手伏，曰單伏；兩手伏，曰雙伏。乃火

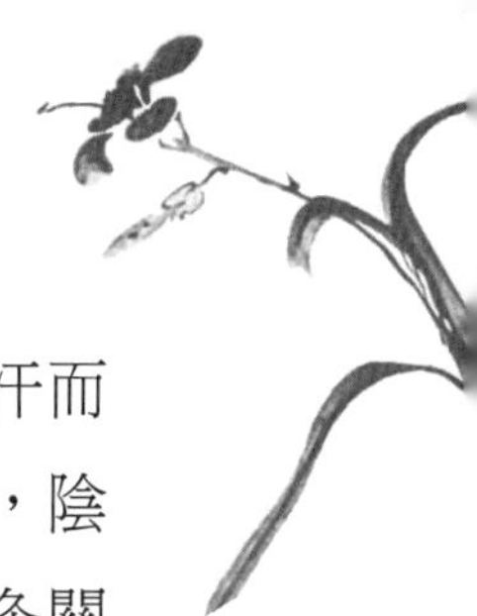

邪內鬱，不得發越，陽極似陰，故脈伏，必大汗而解。又有夾陰傷寒，先有伏陰在內，外復感寒，陰盛陽衰，四肢厥逆，六脈沉伏，須投薑、附，灸關元，脈乃出。按：二症極宜分。

‖結與促對‖

遲而一止為結，數而一止為促。遲為寒，結則寒之極矣；數為熱，促則熱之至矣。

・結・

結脈遲中止，陽微一片寒。

諸般陰積症，溫補或平安。

越人曰：「結甚則積甚，結微則積微。」浮結內有積病，沉結內有積聚。

・促・

促脈形同數，須從一止看。

陰衰陽獨甚，泄熱只宜寒。

《瀕湖》曰：「三焦鬱火炎炎盛，進必無生退有生。」

按：促只宜泄熱除蒸，誤用溫補，立見危殆。

‖動與代對‖

動則獨勝為陽，代則中止為陰。動代變遷，陰陽迭見。

・動・

動脈陰陽搏，專司痛與驚。

當關一豆轉，尺寸不分明。

《經脈》曰：「動乃數脈，見於關，上下無頭無尾，如豆大，厥厥動搖。」仲景曰：「陰相搏名曰動。陽動則汗出，陰動則發熱。」《瀕湖》曰：「動脈專司痛與驚，汗因陽動熱因陰。」

・代・

代脈動中看，遲遲止復還。

平人多不利，唯有養胎間。

結促止無常數，或二動一止，或三五動一止即來。代脈之止有常數，必依數而止，還入尺中，良久方來。滑伯仁曰：「若無病羸瘦，脈代者危。」有病而氣不能續者，代為病脈。傷寒心悸脈代者，復脈湯主之。妊娠脈代者，其胎百日。代之生死，不可不辨。

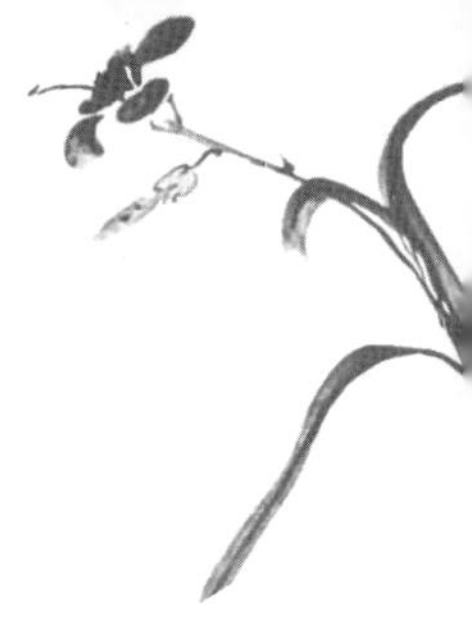

奇經八脈

本來督任一身中，尋得仙源有路通。

剖別陰陽維蹻界，調衝運帶鼎爐紅。

八脈者，督脈、任脈、陽維、陰維、陽蹻、陰蹻、衝脈、帶脈是也。以其不拘於經，故曰奇。督、任、衝起於會陰穴，一源而三脈。

督脈由長強穴貫脊上行，過巔頂，至齦交而止，為陽脈之總督，故曰陽脈之海。

任脈上行臍腹，過咽喉，至承漿而止，為陰脈之承任，故曰陰脈之海。

陽維起於諸陽之會，由外踝之金門穴，而上行於衛分。陰維起於諸陰之會，由內踝之築賓穴，而上行於營分。夫人身之經絡繁密，二脈能於陰交陽會之間，加一緊縛，舉綱齊目，而陰陽斯得維持之力。

陽蹻之脈，起於足跟，循外踝上行於身之左右。陰蹻之脈，起於足跟，循內踝上行於身之左右，所以使機關之蹻捷也。

衝脈前行於腹，後行於背，上行於頭，下行於足，凡筋骨脾肉，無處不到，十二經絡上下之衝要，故曰十二經絡之海。帶脈橫圍於腰，狀如束帶，所以總束諸脈。

醫家知乎八脈，則十二經、十五絡之旨得矣；修煉家知夫八脈，則龍虎升降、元牝幽微之竅妙，於此入其門矣。養生者無事之暇，撮起督脈，循尾閭夾脊雙關，上行腦頂，下通乎任，循環無端，終而復始，久久調習，二脈貫通如一脈矣。人身元陽之氣，自下而生者，亦自下而竭。

督任相聯，轉運不已，有其生之，斷難竭之，而壽有不穩固者乎？鹿顧尾閭，能通督脈；龜納鼻息，能通任脈。二物俱得長壽，有明徵矣。提督而上行也，陰陽維蹻，隨督而升；通任而下行也，陰陽維蹻，隨任而降。一升一降，陰陽維蹻，亦得為之疏暢。由是從會陰穴起，上至天，下至淵，所以運其衝也；從季肋穴起，左轉三十六，右回三十六，所以運其帶也。第見營衛和而顏色日以滋潤，機關利而手足日以輕捷。三百六十骨節，節節光瑩；八萬四千毛竅，竅竅亨通。血不謇澀，氣不停滯，六淫不得而乾之，七情不得而傷之。祛病延年之方，未有過於此者。何必採商山之芝，貯銅盤之露，而後永其壽乎！從知紫府長生訣，盡在奇經八脈中。

《參同契》曰：「北方河車，即此法也。循

而習之，疏經暢脈，可以養生；進而求之，還精攝氣，可以延年；神而明之，進火退符，可以奪丹。」仙經所傳，抽鉛添汞，降龍伏虎，擒烏捉兔，霏雪產蓮，無不寓於其中。淺者得之為淺，深者得之為深。

‖臟腑說‖

人身一太極也。靜而生陰，則為五臟；動而生陽，則為五腑。一動一靜，互為其根。吸門內氣管所繫，手太陰肺、手少陰心，居於膈上；足太陰脾、足厥陰肝、足少陰腎，居於膈下。臟數五，其形象地，靜而得方。食管所繫，足陽明胃，手太陽小腸、手陽明大腸，一路貫通。足太陽膀胱，有下口而無上口。足少陽膽，有上口而無下口。兩腑對照。腑數五，其氣象天，動而行健。手少陽三焦、手厥陰心包絡，有經無形。

以五臟位置言：離為心火，居南；坎為腎水，居北；坤為脾土，居中；肝不全居左，而震為肝木，居左，氣自行於左；肺本不居右，而兌為肺金，居右，氣自行於右；以五腑位置言：初以胃統納水穀；次以小腸分清水穀；於是大腸消其穀，膀胱滲其水。膽則司其事。

以陰陽匹配言：心與小腸合，丁丙共宗；肺與大腸合，辛庚一本；脾與胃合，己戊伴居；肝與膽合，乙甲同體；腎與膀胱合，癸壬並源；包絡與三焦合，營衛相親。

以陰陽交媾言：三陰從天降，手太陰肺、手少陰心、手厥陰心包絡，列之於上；三陽從地升，手陽明大腸、手太陽小腸、手少陽三焦，列之於下。其中脾陰胃陽、肝陰膽陽、腎陰膀胱陽，更迭相濟。

以臟腑經絡言：手之三陰，從胸走手；手太陰肺，從中府而走手大指之少商；手少陰心，從極泉而走小指之少衝；手厥陰心包絡，從天泉而走手中指之中衝。手之三陽，從手走頭。手陽明大腸，從手大指商陽，而走頭之迎香；手太陽小腸，從手小指而走頭之聽宮；手少陽三焦，從手四指關衝，而走頭之絲竹。所以肺、心、包絡、大小腸、三焦，皆稱之曰手。足之三陽，從頭走足；足太陽膀胱，從頭睛明，而走足小指之至陰；足陽明胃，從頭頭維而走足次指之厲兑；足少陽膽，從頭瞳子髎，而走足四指之竅陰。足之三陰，從足走腹。足太陰脾，從足大指隱白，而走腹之大包；足少陰腎從足心湧泉，而走腹之俞府；足厥陰肝，從足大指大敦，而走腹之期門。所以膀胱、胃、膽、脾、腎、

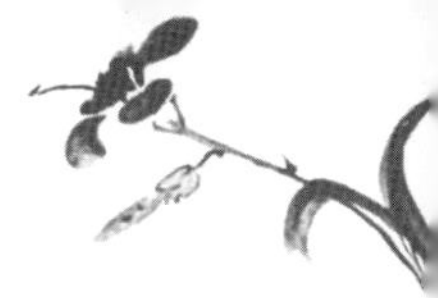

肝，皆稱之曰足。

以陰陽多少言：太陰、太陽為正，少陰、少陽次之，厥陰、陰盡也陽明並左右之陽，兩陽合明也又次之。本王啟元《內經注》。肺、脾得正陰之氣，乙太陰稱，心、腎屬少陰，包絡與肝，則厥陰矣。受陰氣，以是為差。膀胱、小腸，得正陽之氣，以太陽稱，三焦與膽，屬少陽，胃與大腸，則陽明矣。受陽氣，以是為差。

以臟腑功用言：主宰一身者心，而小腸為受盛之官；宣佈萬事者肺，而大腸為傳導之官；謀勝千里者肝，而膽為決斷之官；頤養四體者脾，而胃為倉廩之官；精貫百骸者腎，而膀胱為津液之官；三焦為氣之父，包絡為血之母。

夫一臟一腑，五臟而稱六腑者，以三焦屬腑，故言六腑。然三焦屬腑，而稱六腑，包絡屬臟，宜亦可稱六臟：由斯而論，言六腑，必言六臟；言五臟，只可言五腑，以合天地之數。何必參差其說，而言五臟六腑哉！縷陳臟腑，燦然可考，而有不離乎臟腑，亦不雜乎臟腑，非形象之可繪，言語之可傳者，妙在關元一竅。

鑿破混沌，將《易》象、性理之書融貫分明，不枝不蔓，是岐黃傳人。南坡居士評。

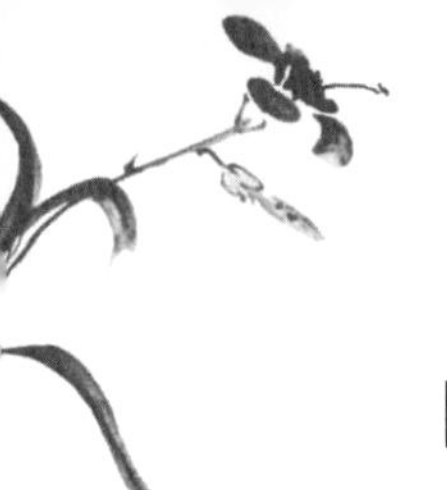

‖命門提要詳後論中‖

人身以命門為本，而論命門者，不一其處。止此坎為水，一言盡之。蓋坎陰包乎陽，一言水而火在其中，如必象坎之形，兩邊一畫為陰，中間一畫為陽，則拘矣。獨不聞畫前原有易乎！

‖三焦辨‖

《難經》注三焦，一則曰：有名無形，與手厥陰相表裡。再則曰：有名無形，其經屬手少陽。詞旨極為明白。叔和定《脈經》，因之以立論，可謂善於祖述矣。辨《脈訣》者，不求甚解，以為明有其經，又曰無其形，自相矛盾，為此不經之談。

而有為之原者，《脈訣》出於六朝高陽生，假名偽撰，叔和《脈經》中決不為此語。不知叔和實根於《難經》，《脈訣》亦未背乎叔和，辨之者憒憒而辨，原之者亦冥冥而原。讀《難經》者，將三焦對諸臟腑讀之，渙然冰釋矣。

腎之形如豇豆，而三焦之形何似？脾之形如馬蹄，而三焦之形何類？心之形如蓮苞，而三焦之形何若？肺六葉而形如華蓋，肝七葉而形如甲折，三焦亦有葉可數，形可擬乎？五臟無不皆然。

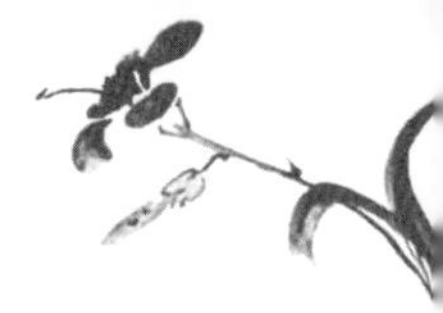

經則起於關衝，終於絲竹，凡二十三穴，左右四十六穴，豈不有名無形，而行經於上、中、下乎？究其源，濫觴於宋儒，將高陽生一闢，龐安常倡其端而指其瑕，戴同父和其說而辨其謬。厥後一派名流，俱以耳讀書而不以心讀書，凡《脈訣》之本於《靈》《素》《難經》，微詞奧旨，有難曉者，概歸於高陽生之僭擬。

高陽生陽受其貶，陰實受其褒。夫高陽生立七表、八裡、九道之目，而遺數脈，其罪實無可逃。其餘不過文不雅馴，薦紳先生難言之，而乃於詞之曉暢者，亦謂高陽生杜撰，高陽生不應受如是之誣。學未深造而輕議古人，多見其不知量也。

考三焦之功用，乃人身最關要之腑，如天地之三元總領五臟、六腑、營衛、經絡之氣，而為諸氣之宗。以其資生於腎，與腎合氣，腎為原氣之正，三焦為原氣之別，並命門而居，候脈者，亦候之右尺，可謂深知經脈者。

余謂不然，上焦主內而不出，其治在膻中；中焦主腐熟水穀，其治在臍旁；下焦主出而不內，其治在臍下一寸。既平列上、中、下三焦，候脈自宜候寸、關、尺三部。

心包絡辨

《靈蘭秘典論》稱心為君主，《二十五難》稱包絡為心主。蓋心是有形之君，包絡是無形之主。柱下吏云：「常有欲以觀其徼，常無欲以觀其妙。」徼，如遊徼之徼。中邊洞徹，無所不周。唯朕兆甫萌，端倪乍露，乃能灼見其真，故必於常有時觀之。妙，如元妙之妙。宇宙洪荒，無所不包，唯機關未啟，意念未興，始可洞觀其質，故必於常無時觀之。亦彷彿無名天地之始，有名萬物之母之言。後世梁王對高祖曰：「陛下應萬物為有，體至理為無。」蓋暗合此意耳是也。

宋元《脈訣》，不知仿自何人，因包絡動則喜笑不止，與十二官內膻中喜樂出焉相吻合，遂以包絡即膻中。亦思膻中為臣使之官，君臣大義，名分森然，何以只知讀下一句而不知讀上一句乎？且將包絡繪其圖於簡編，獨不聞心主與三焦相表裡，俱有名無形，何以能知著《脈訣》，而不知讀《難經》乎？包絡之經，雖起膻中，以無職統眾職，尊卑原自攸分。心有形，心主無形，天下唯無形者，其用最神。所以君主無為，心主用事，空空洞洞之中，天至地，八萬四千里，空空洞洞；人心至腎，八寸四分，空空洞洞。總視心主何如耳。心主泰然，志

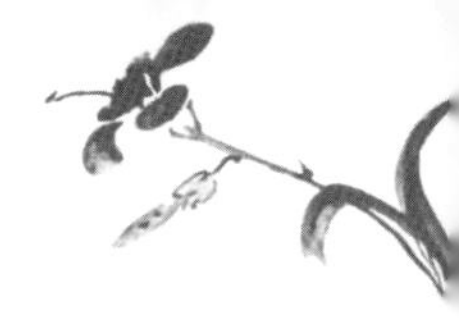

氣日以清明，義理日以昭著。仰無所跼於天之高，俯無所蹐於地之厚。率性而行，夢寐亦形其暢適，於以想見簞瓢陋巷之回、春風沂水之點焉。心主憒然，物欲莫辭其憧擾，精神莫定其從違。未嘗臨深，而若臨淵將隕；未嘗登高，而若登山將崩。任情而動，宴安亦露其張惶，於以想見困石據藜之象、噍殺嘽緩之音焉。

余用是而知天地之道，其猶橐椸乎，無底曰橐，有竅曰籥，中間一竅，無人摸著，指心包絡也。解悟此竅璇璣，立躋天仙地位。其候脈也，菩提本無樹，明鏡亦非台。《傳燈錄》：「五祖宏忍大師欲求法嗣，令寺僧各述一偈，時有上座神秀者，眾所宗仰，於壁上書曰：『身是菩提樹，心如明鏡台。時時勤拂拭，莫使惹塵埃。』六祖慧能，時為行者，聞之曰：『美則美矣，了則未了。』至夜潛書一偈於秀偈旁曰：『菩提本無樹，明鏡亦非台。本來無一物，何處惹塵埃。』五祖見之，嗣遂定。」有非《靈》《素》《難經》之所及者，請讀無字之經。《梵典》南土遣使詣西竺取經，國王將經秘函給使者，還至中途，開視書中，並無一字，因復至西竺，國王笑曰：「吾念南土至誠，不憚跋涉，故將上乘無字經給發，豈知只知讀有字之經，不知讀無字之經。」故南士所傳，皆有字下乘經。

‖反關脈解‖

寸口為脈之大會，診家於此候吉凶死生。間有脈不行於寸口，由肺列缺穴斜刺臂側，入大腸陽谿穴而上食指者，名曰「反關」，非絕無僅有之脈也。人，一小天地也，盍觀於天乎？日至為天之大經，七政為緯。七政，日月五星也。二十八宿，左轉為經，七政右旋而行，為緯。周行於天而遲留伏逆，凌犯交食，五星與日三合會則遲；與日對沖或與日隔宮遇則留；與日同度則伏，逆亦在對沖隔宮。凡星不循常度，亂入次舍為凌犯。交食即日月蝕也。

甘石氏古之掌天文之官，如《周禮》「馮相」「保章」之類。可得而推之。若夫數應謫見，偏無侵蝕之愆；《禮記》：「陽教不修，謫見於天，日為之食；陰教不修，謫見於天，月為之食。」食即相侵相蝕也。數應然而竟不然者，或有他善之舉，以宥其小懲；或有悔禍之機，以俟其速改。抑勢之巧中其偶耳。官設眡祲，果驗宿離之忒。《周禮》：「視祲，掌十輝之法，以觀妖祥，辨吉凶。」若陰陽襄為祲，赤烏成象，鐫而橫刺，監而抱珥，蔽而晝闇，蒙而光普，白虹彌貫，雲氣敘列，朝防日上，雜氣可想。《月令》：「宿離不貸」，宿星躔次，離星過舍，貸與忒同。設官如是，而天象果如是者，

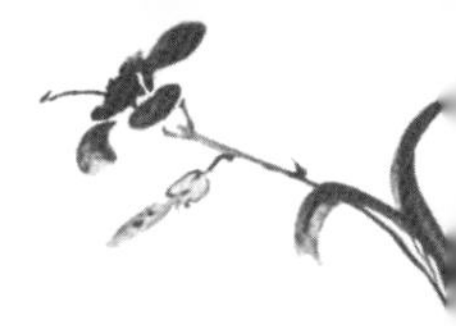

抑勢之會逢其適耳。

與夫景客孛彗，景星，德星也。太平之世，則景星見。又《史記・天官書》：「天晴則景星見。客星無常次。」《漢書》：「子陵與光武共臥，以足加帝腹。次日，太史奏客星犯御座。宇彗，妖星也。」《春秋》：昭十七年冬，有孛星人於大辰。注，孛，彗星也。《爾雅》：「彗星為欃搶，注亦謂之孛。」又《漢書》文穎注：「孛星光芒短，其光四出，蓬蓬孛孛也；彗星光芒長，參參如掃帚也。」二星似少異。徵休徵咎應時而見，則勢之適然者。

甘石氏雖能洞悉其微，而究莫能彌縫其闕，又不觀於地乎，東向為水之大匯，決汝漢而排淮泗，順弄性而導之，因其壅而疏之，禹之行其所無事也。至若弱水入於流沙，反為導水之始；黑水入於南海，實居東流之先，雖禹亦不能強之使東。但得安瀾有慶，亦不必定歸之於東矣。人得天地之氣以生，脈會於寸口者，得天地之正者也；脈反其關者，得天地之偏者也。然偏也，非病也，均之得氣以生也。其三部定位，與寸口無異。

天文地理，如數家珍，故說來耐人咀嚼。南坡居士評。

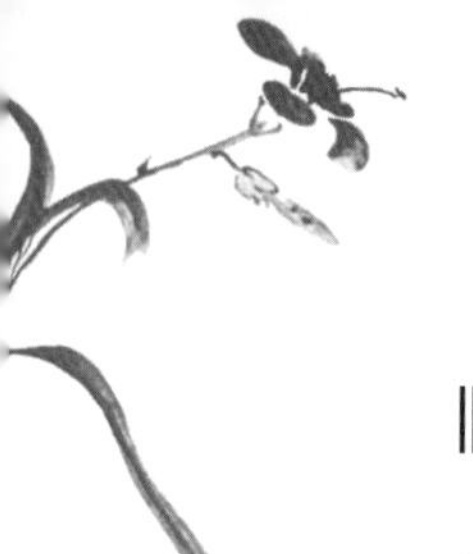

‖七表八裡九道三餘脈辨‖

浮、沉、遲、數，脈之綱領，《素問》《脈經》皆為正脈。《脈訣》立七表、八裡、九道之目，而遺數脈，不辨而知其不可宗。然體裁既變乎古而明其謬，意義自當分析於今而折其衷。天地未闢，老陰、老陽用事；天地既闢，少陽、少陰用事。少陽之數七，七主天，天有七政，居地之表；少陰之數八，八主地，地有八極，《淮南子》：「九州之外，乃有八寅；八寅之外，乃有八紘；八紘之外，乃有八極。」居天之裡。陽常有餘，陰常不足，天包乎地，男強於女；牡健於牝，雄矯於雌。經曰：能知七損八益，則足以治病者，此也。

天地之數，始於一而終於九，故天有九天、九星、九道之名，九星即：貪狼、巨門、祿存、文曲、廉貞、武曲、破軍、左輔、右弼。九道：青道二、白道二、赤道二、黑道二、合黃道而為九也。九天，《周子》：「一為宗動天，二為恒星天，以下七政各一重天。」又《太元經》：「一中天、二羨天、三從天、四更天、三晬天、六廓天、七減天、八沉天、九成天。」地則有九州、九野、九河之號。黃帝因天之象以畫地之形，廣輪錯綜，無少畸零。

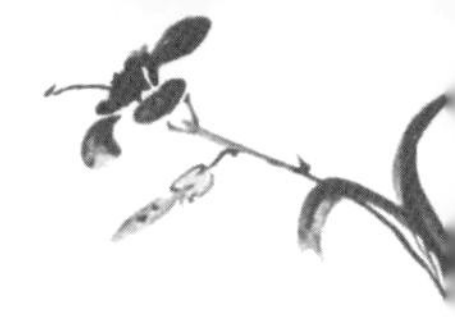

《易》曰：「地道無成而代有終。」其是之謂乎？期三百有六，旬有六日，合氣盈朔虛以置閏，而後歲功成焉。人一小天地也，七表以法天，八裡以法地，九道以法天地之九數，補三脈以象歸奇之閏。《脈訣》分類之義，想當然耳。今舉為對待，配以陰陽，豈不顯背乎《脈訣》！究之萬物不離乎陰陽，一物不離乎陰陽，以陰陽該之，而七表、八裡、九道、三餘，無不寓於其中，以俟千秋百歲，自有論定之者。

‖七診辨‖

《脈經》曰：七診者，一靜其心，存其神也；二忘外意，無思慮也；三均呼吸，定其氣也；四輕指於皮膚之間，探其腑脈也；五稍重指於肌肉之際，取其胃氣也；六再重指於骨上，取其臟脈也；七詳察脈之往來也。

據《脈經》所說，指臨時言。以余訣之，用功不在臨時，而在平時。平居一室之中，內以養己，恬靜虛無，一存其神，二忘其慮，三均其呼吸，沉潛於脈理之場，從容於脈理之圃，將心所存之神，意所忘之慮，鼻所出入之呼吸，盡附指頭。不以心所存之神為存，而以指所存之神為存；不以意所忘之慮為忘，而以指所忘之慮為忘；不以鼻所出入之呼吸為呼吸，而以指所出入之呼吸為呼吸。以之探臟腑，取胃氣，察脈之往來，無論燕居閒暇，即造次之時，顛沛之際，得之於手，應之於心矣！

蓋手中有脈，而後可以診他人之脈。若平時未及揣摩，徒事口耳之學，臨時縱七診分析，心中了了，指下難明。況醫當倉卒，病值危急，又何以盡七診之法，而一無遺漏也乎！

‖九候解‖

寸、關、尺為三部，一部各有浮、中、沉三候。輕手得之曰舉，候浮脈也；重手取之曰按，候沉脈也；不輕不重，委曲求之曰尋，候中脈也。三而三之為九也。浮以候表，頭面皮毛外感之病也；沉以候裡，臟腑骨髓內傷之病也；中以候中。中者，無過不及，非表非裡，至數從容，無病可議。

古帝王傳心之要，所為以一中括天地之道，而立斯人身心性命之宗者，此也。古人以之為心傳，吾人亦以之徵心得。蓋中與和通，謂其和緩而不鄰於躁也；中與庸近，謂其平庸而不涉於偏也。其見諸脈，胃氣居中，則生機之應也。定之以中，而浮沉朗若觀火，三部九候無不了然。

‖膻中解‖

兩乳中間，氣聚之海，名曰膻中，無經絡而有其官。經曰：「膻中者，臣使之官，喜樂出焉。」

余讀經文而穆然思、恍然悟，人自墮地以來，未逢笑口，先試啼聲。知識甫開，端倪迸露，漸漸客氣侵淫，而本來流動充滿之氣，無復中存。百歲光陰，總是牽愁之歲月；半生閱歷，哪尋極樂之寰區。所以生、病、老、死、苦，不能脫其輪迴矣。

如是我聞，觀自在菩薩，心平氣和，理直氣壯。慈燈普照，王勃《普慧寺碑》：「宣佛鏡於無方，演慈燈於已絕。」統五蘊以俱空；《涅槃經》：「五蘊胥空。」即六人之類。智炬長明，梁簡文帝《菩提樹頌序》：「智燈智炬之光，照虛空於莫限。」馭十方而胥靜。唐太宗《聖教序》：「弘濟萬品，典御十方。」破煩惱網以慧劍，《維摩經》：「以智慧劍，破煩惱網。」生安穩想於化城。《法華經》：「法華道師於險道中化作一城，疲極之眾，生安穩想。」廣大乾坤，逍遙世界；舒長日月，容納須彌。《維摩詰經》：「以須彌之高廣，納芥子中而不迫窄。」崑崙山西方曰須彌山。若夫情根不斷，憾種難翻。荊棘叢中，無非苦戚；葛藟藤裡，絕少安閒。

鼻觀蘊木樨之香，《羅湖野錄》：「黃魯直從晦堂和尚遊，時暑退涼生，秋香滿院。晦堂曰：『聞木樨香乎？』公曰：『聞。』晦堂曰：『吾無隱乎爾。』公欣然領解。」心期迷梅子之熟。《傳燈錄》：「大梅和尚曰：『任汝非心非佛，我只管即心即佛。』馬祖曰：『梅子熟也。』」杳無妙葉，梁簡文帝《元圃講頌》：「樹葳蕤於妙葉。」那發空花梁昭明太子詩：「意樹發空花。」

然則滌偏氣於往來，高懸明鏡；見上。涵元氣於夙夜，永保靈犀義山詩：「心有靈犀一點通。」雲蕊函開，便為清福之地；月苗杯舉，別有浩洞之天。陸龜蒙《道室詩》：「月苗杯舉有三洞，雲蕊函開叩九章。」克效臣使之司，允稱喜樂之國。

‖丹田解‖

臍下為丹田，有活見之處，而不可以分寸計。人之動氣，根於兩腎，生於丹田。氣足內藏，鼻息微細；氣虛上奔，鼻息喘促。無氣有氣，有氣無氣，以此為辨。而名為丹田者，則非醫家所能通曉。

余與梯雲道人，姓謝，字際洛，新化人。甫八歲，病染狂，所言皆蓬萊海島之事，十四歲方瘳。十五歲發蒙，越明年，遊泮。一動一靜，無不以聖賢自規。了悟山人，姓劉，諱宗因，字群占，號濟南，邵陽人。天生一種慈祥愷惻之性，日以普渡眾生為念。鬢髮雪白，滿面紅光。夢覺道人遊湘，寄書未至，預對家人白之。有「可知息息相通處，未見瑤函先見形」之句。同考道於梅城雷公洞。在城南九十里，洞窈而深，巨石摩霄塞口，一水衝破。夢覺道人循口壁鑿開，為新邵通衢，約一里許。正居洞中間，傍溪獻一大岩，生成考道之所。基砥而塏爽，頂鍋而風藏。門面奇花異草，四時馣馤馧；壁腳方床圓幾，百竅玲瓏。不暑不寒，常在二八月天氣；有爐有灶，包含億萬劫金光。

忽一朝，謝子微笑曰：「吾今知臍下為丹田，乃藏丹之所也。昨宵漏永，寶鼎濃濃，採藥於坤爐，升於乾鼎。濃濃，藥苗薰蒸之象。光透簾幃。精光徹透簾幃。奪得金精一點，恍兮惚兮，活見於臍下矣。」余曰：「水中之鉛，經火一煉，化而為丹。些子機關，只可自知，余亦將有得，不堪持贈君。」爾時劉子猶未悟也。

謝子靈根夙植，仙骨珊珊，雅有逸鶴閑鷗之致，聞道獨早，三人參究元理，得益於謝者居多，厥後劉亦勇於上進。一痕曉月東方露，坎戊，月精。曉月露者，藥苗生也。窮取生身未有時。天地未

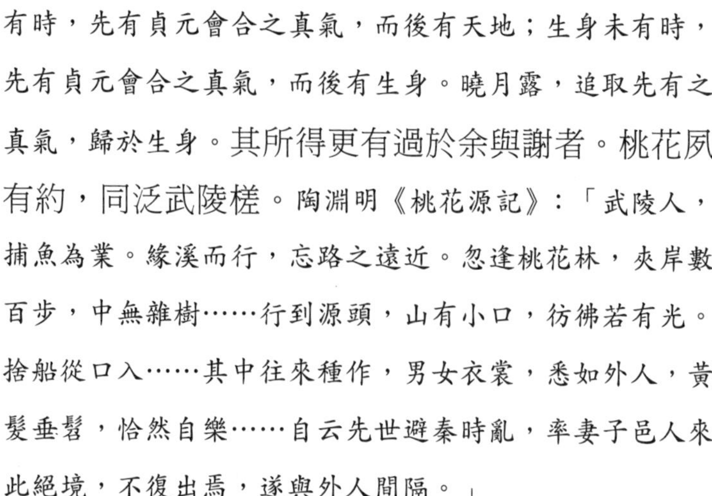

有時，先有貞元會合之真氣，而後有天地；生身未有時，先有貞元會合之真氣，而後有生身。曉月露，追取先有之真氣，歸於生身。其所得更有過於余與謝者。桃花夙有約，同泛武陵槎。陶淵明《桃花源記》：「武陵人，捕魚為業。緣溪而行，忘路之遠近。忽逢桃花林，夾岸數百步，中無雜樹……行到源頭，山有小口，彷彿若有光。捨船從口入……其中往來種作，男女衣裳，悉如外人，黃髮垂髫，怡然自樂……自云先世避秦時亂，率妻子邑人來此絕境，不復出焉，遂與外人間隔。」

‖人迎氣口解‖

左手關前一分為人迎，右手關前一分為氣口。《脈經》曰：「人迎緊盛傷於風寒，氣口緊盛傷於飲食。」夫關前一分，即左右寸也。

左寸本以候心，心非受風寒之所，而以為緊盛傷於風寒；右寸本以候肺，肺非積飲食之區，而以為緊盛傷於飲食。輾轉思維，不得其解。乃今於天地運行而知之矣。

天左旋，風寒為天之邪，人迎之而病，邪氣脅逼，畏風惡寒，亦見於左之上部，地無旋。地之氣右旋，人身之氣亦從右始，是以右之上部不名寸口而名氣口。一部各分天、地、人三候，上部之地屬

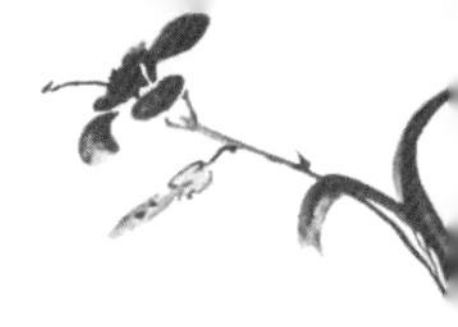

陽明胃經，主消納五穀，內傷飲食亦先見於右之上部。以其本位而言，則曰心與肺；以其受邪而言，則曰人迎、氣口。

‖衝陽太衝太谿解‖

人之兩手為見脈之所，而不知兩足尤為樹脈之根。衝陽動脈在足跗上五寸陷中，屬陽明胃經；太衝動脈在足大指本節後三寸陷中，屬厥陰肝經；太谿動脈在足踝後跟骨間，屬少陰腎經。病當危殆，寸、關、尺三部俱無，須向三脈診之。如往來息均，尚有可生之路。

試觀小兒二三歲時，喜赤足，八歲好趨，十歲好走，陽氣從下而生也；五十足漸畏冷，六十步履維艱，陽氣從下而耗也。

兩足無脈，縱兩手無恙，其命不能久留；兩手無脈，而兩足有脈，調治得宜，亦可挽轉生機。一心應變，宏敷濟眾之仁；萬象回春，允副好生之德。

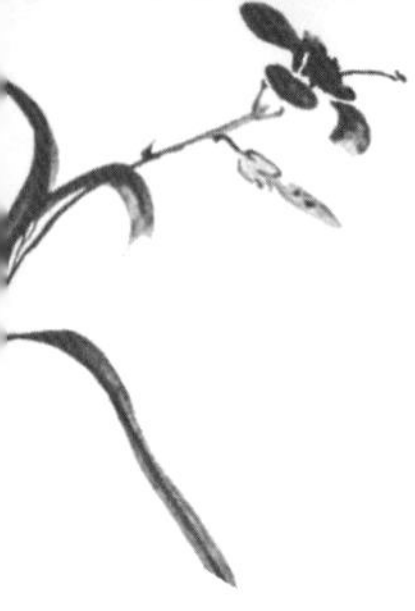

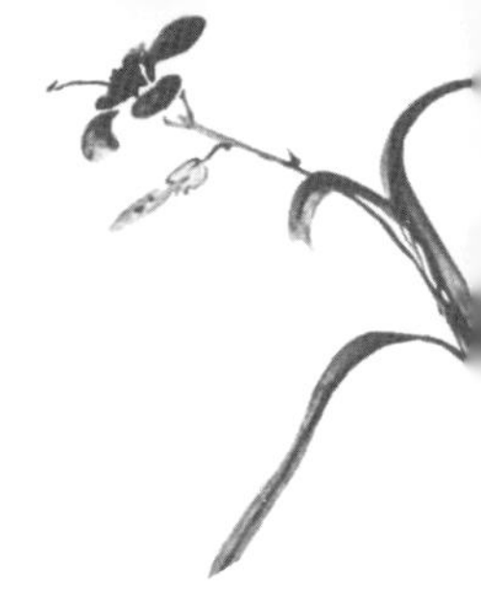

卷　二

‖男女尺脈異論‖

男女異質，尺脈攸分。卜壽夭於目前，溫犀易辨；《晉書》：「溫嶠過牛渚磯，深不可測，遂燃犀角照之。須臾見水族，奇形異狀，或乘車馬著赤衣者。嶠至夜夢人謂曰：『與君幽明相隔，何苦乃爾。』」定榮枯於指下，秦鏡難逃。《西京雜記》：「秦始皇有方鏡，照見心膽。」男脈尺藏，抱朴守真，德壽之孝；歸神斂氣，福祿之翁。

若浮洪而短，其禍有不可勝言者。碌碌蓬廬，終日待株林之兔；《列子》：「野人有遇一兔走觸株林而死，輒拾以歸，其後嘗守株以待兔。」悠悠歲月，無路看長安之花。孟郊詩：「春風得意馬蹄疾，一日看盡長安花。」而且每多斯疾之呼，膏肓莫治；定有夫人之慟，命數難延。女脈尺盛，雅秀彬彬，芝香玉砌；精光炯炯，桃熟瑤池。若隱伏而微，其禍又不可勝言者。郊禖無靈，空履大人之跡；螟蛉有子，徒聞象我之聲。而且獅子吼於河東，乞憐處士；《東坡集》：「陳季常佞佛，妻柳氏性悍，客至嘗聞詬聲。東坡戲之曰：『龍邱居士亦可憐，談空說法夜不眠，忽聞河東獅子吼，拄杖落手心茫然。』按：獅子吼，梵書名佛聲震，小說自息，猶獅子吼，群獸皆藏。」犢車乘於洛邑，見戲相臣。《妒記》：「洛中王導，妻曹夫人性妒，導憚之，乃別營館居妾。夫人知之，率婢持刀尋討，導恐，飛轡出門，左手攀車欄，右手提麈尾，以柄打牛。司徒蔡謨戲曰：『朝廷欲加公九錫。』導弗之覺，但謙退而已。謨曰：『不聞餘物，唯有短轅、犢車、長柄麈尾。』導大怒。」

‖癆症脈數論‖

病症最苦者莫如癆。《脈經》注：「脈數不治。」而未注明所以脈數，所以不可治之故。天一生水，天一奇數陽也，而生水則為陰矣。陰陽同宮，是一是二，解人當自分明。《難經》注：「左腎以藏水，右腎以藏命門。」固為傳寫之訛；即方書謂「兩腎一般無二樣，中間一點是元陽」，亦是隔膜之談。

蓋陰生於陽，陽藏於陰，誠有分之而無可分者。人自囫地一聲以來，有此水即隱此火，而窮通壽夭，皆決之於此。《入藥鏡》崔公希範著云：「唯有水鄉一味鉛是也。」乾坤交媾罷，破乾為離，破坤為坎。鉛為金丹之母，八石之祖，先天一點乾金，走入坎水中，化而為鉛。由乾陽來，是為真火。水足而火之藏於水中者，韜光匿彩，而六脈得以平和；水虛而火之見於水中者，煥彩閃光，而六脈何能安靜？水之包涵乎火，夫固有一滴之不可虧者。病而名癆，癆者，牢也，牢固難解之辭也。或曰取其勞苦、勞役、勞頓之義。吾則曰：勞字從火，相火一煽，君火隨之而熾，二火爭焰而癆焉。

蓋一勺之水，煎熬殆盡，火無所附麗，飛越於上，犯營則逼血妄行，剋金則咳嗽不已，灼津液則飲食變為痰涎，蝕肌肉則形骸為之骨立。一身之內，純是火為之猖獗，脈之所以數也；精竭神枯，脈之所以細而數也。夫性命之理，至為微妙。性藏於心，命藏於腎，命即指此火也。有水，火可引之歸元；無水，火亦無所歸宿。龍雷之火，潛於水中，得溫暖則藏。水冷則火升，咽痛、唇裂、口渴、面赤，投以桂附，溫其窟宅而招之，火自歸乎原位。《本草》所以有此引火歸原之語，世醫不察，概施之無水並邪火之症。人之死於非命者，無冤可訴。揆厥由來，禍肇於《景岳》《醫貫》《薛氏醫案》諸書，流毒二百餘年。天心仁愛斯民，亦有悔禍之機，自《慎疾芻言》《醫學匯參》書出，而吳越之風息。自如是我聞喚醒世人書出，而燕趙之風息，唯荊楚何辜，此風猶自盛行。直至焰消灰盡，命亦於此盡失。其可治乎？其不可治乎？唯願同學君子，遇症之自內出者，稍見脈過其止，即以醇靜甘寒之品養之，百合、熟地、枇杷葉、梨汁、童便、麥冬、桑皮、地骨皮之類。經驗加味地黃湯：熟地、淮藥、棗皮、澤瀉、茯苓、生地黃、麥冬、丹皮。百合固金湯：生地、熟地、百合、麥冬、芍藥、秦歸、貝母、元參、桔梗、甘草。無使至於數焉，誠濟世之慈航也。然則，問此火離乎本位，出沒無端，隱顯莫測，可確指其僑寓於何處乎？余應之曰：分明香在梅花上，尋到梅花香又無。拈花示眾。

南坡居士加批結語：將時行物生魚躍鳶飛之理，經朱儒千言萬語苦未分明者，一喘急脈論眼覷破，一口道破，奇事！快事！

余著是篇，殊觸當日隱憾也。年十三應童子試，見賞宗工，曾拔前茅。旅館風霜，歸患水腫，誤服桂附，幾瀕於危。忽江西來一老醫，姓聶，名廣達，以乳蒸黃連服之而癒。究中桂附傷，隨即吐血、咳嗽、潮熱等症作矣。一室之銜，調養五載，博採醫書，折衷一是，唯日服甘寒之品，身體漸次復元，醫亦稍得門徑。本欲理吾舊業，以紹箕裘，而日夜求治者，接踵攪心，因將手澤度之高閣。迨尋五十年前夢，雲散天空一道人。

‖噎膈反胃脈緩論‖

余得一緩字訣，以決病之死生吉凶。凡遇噎膈反胃，脈未有不緩者，其將何以決之？余用是三思焉。因其脈之緩，而知其脾無恙焉，腎無恙焉，心、肝、肺無恙焉。唯是一眚之累，居於要地，遂積成莫療之痾。即其脈以思其症，繩以理而溯其源。經曰：金木者，生成之終始：《河圖》：「天一生水，地二生火，即乾元大生，坤元廣生之綱領，故水火之功用亦足以維繫乎天象地輿。至土以五十居中，寄旺於四時。尤其彰明較著者，唯天三生甲木，地八乙成之，乃滋生之始事，所謂一生二，二生三，三生萬物者，此也。地四生辛金，天九庚成之，乃集成之終事，所謂戰乎乾、勞乎坎、成言乎艮者，此也。故木氣司權，豐草綠縟而爭茂，佳木蔥蘢而可悅，金氣司權，草拂之而色變，木遭之而葉脫。」物之化，從乎生，物之成，從乎殺。生殺之機猶權衡之不可輕重也。

人生百年，一大春秋耳。年當杖鄉杖國，正值秋月之天，由是陽明之庚金，其氣化為燥，由下衝上，衝於闌門、幽門，謂之反胃，朝食暮吐或隔宿方吐；衝於賁門謂之膈，即食即吐；衝於吸門謂之噎，食難下嚥。燥之所衝，門遂為之枯槁，葉黃禾熟之候，縱日暄風動，露滋雨潤，而欲轉其青焉，抑已難矣。經曰「三陽結手陽明大腸、足太陽膀胱、手太陽小腸，謂之膈」，不獨指陽明經。亦思三陽同居下位，豈有一陽結陽明金燥，而二陽不隨而結者乎？膀胱與小腸之津液，隨之而枯。所以吐沫、刺痛、羊糞，總由於燥結然耳。東垣通幽湯，秦歸身、升麻、桃仁、紅花、炙草一錢，生地、熟地五分。其理最為深邃，存其方可矣。丹溪禁辛燥，丁香、白蔻、砂仁、半夏、陳皮之類。雖其義極為曉暢，存其語可矣。若喻嘉言、李士才於是症，一則商其補脾補腎，未悟其脈；一則酌其下氣墜。痰，未達其症。

然則，此症無可治乎？曰：非也。年未登五十，燥非其時，或為醇酒所傷，或為煎熬所中，以潤燥為主，牛羊乳、童便、蘆根、韭菜汁、陳酒、茅根之類。經驗方：酒大黃、桃仁、歸尾，煉蜜為丸，茅根汁湯送下。兼用四子之書，多有得癒者。悟到秋來金戀木，翻然方見豔陽天。後天坎離用事，升居乾坤之位，於是八卦各易其位。震木居離火之位，震為蒼龍，龍從火裡出；兌金居坎水之位，兌為白虎，虎向水中生。龍躍虎騰，金木交並，木之欣欣向榮者，不畏金而反愛金，雖歷夏而秋，常在春三、二月之天。

司馬石渭中，端方正直，同硯兩載，來往數十年如一日也。年近五旬，酷嗜濃味魚腥，胸間隱隱作痛，食入即吐。人到知心，刻期取效，心轉疑惑，覺古所傳之方，一無可用，乃會丹溪之意，日服蘆根湯而癒。遊湘未悟，於今三年，是夜援筆成論，頓與我以暮雲春樹之感。

‖體肥脈虛中症論‖

氣為陽，血為陰。陰陽配偶不參差，五臟調和脈斯正。唯是體格豐隆，一線之微陽，不足以敵碩膚之陰軀。居恒服溫補性味，殊覺相宜，寒涼性味，一滴逆口。由是氣虛，是以脈虛耳。蓋嘗論之：氣，無形者也；血，有形者也。有形者，全賴無形者為之運用，而後足得以行，手得以握，耳得以聽，目得以明，鼻得以聞其香臭，口得以知其五味。雖然，尤有進無形者能運有形，而不知更有無形者為之主宰，無形者方得宣佈於四肢，充塞於五臟六腑。無形者何？真氣是也。以其所運而言，曰真氣；以其所居而言，曰谷神。《道德經》：「谷神不死，是謂元牝；元牝之門，是為天地之根。」手足耳目口鼻，皆根竅於元牝；元竅一閉，耳非不孔竅玲瓏，而不能聽；目非不黑白分明，而不能視；鼻非不呼吸出入，而不聞香臭；口非不咀嚼珍蔬，而不知五味；手足非不血光紅潤，而不握不行。今為陰血所壓，無形者餒矣；無形者餒，則有形者亦餒矣。

古今卒中之症，大半患於體肥之人，職是故耳。方書所載中症，許多言說，徒事喧嘩。一言以蔽之曰：「氣脫。」其卒然而斃者，真氣脫也；其斃而復蘇者，真氣猶存。凡氣一時不足以勝形體之任，其手足不用不仁者，元竅閉也。元竅閉，調治得宜，脈虛、脈芤、脈遲，經驗方：黃耆、人參、焦朮、附片、秦歸、撫芎、苡米、薑棗引。脈洪、脈數、脈細，經驗方：熟地、人參、枸杞、秦歸、苡米、丹皮、麥冬、五味。如初中半身不遂，不省人事，筋急拘攣，口角喎斜，語言謇澀，脈弦而數，則以風論，小續命湯：防風一錢二分，桂枝、麻黃、杏仁、川芎、白芍、人參、甘草、黃芩、防己八分，附片。輕者亦有痊癒，重者或苟延歲月。調治失宜，真氣亦不能久留。知幾之士見其體肥脈虛，時常培養元陽，經驗方：附片、乾薑、人參、黃耆、焦朮、肉桂、秦歸、炙草，薑棗引。鹿茸桂附丸：附片、肉桂、鹿茸、熟地、淮藥、丹皮、棗皮、澤瀉、茯苓。庶有裨焉。有形四大皆假合。潛確

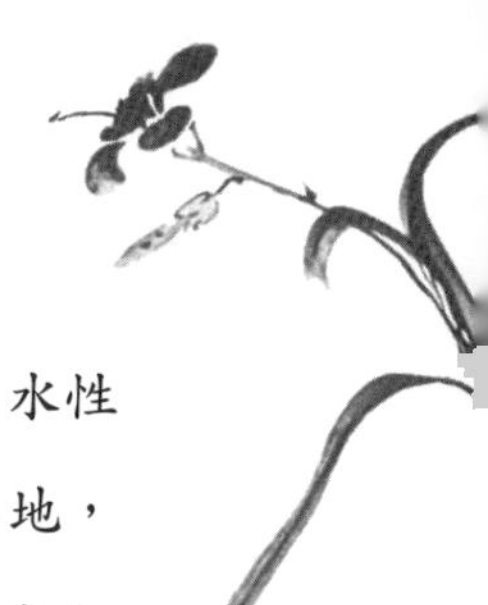

《內書》：「四大，地、水、火、風也。地無堅性，水性不住，風性無礙，火假緣生。」《釋典》：「骨肉為地，涕唾津液為水，暖氣為火，骨節轉運為風。達者謂之幻身。古佛偈假借四大以為身。無形中有主人翁。」《性命圭旨》：「主人翁，姓金，號元晶，自虛無中來，居杳冥之鄉。」

岐伯曰：「中風大法有四：一曰偏枯，半身不遂也；二曰風痱，身無疼痛，四肢不收也；三曰風癔，奄忽不知人也；四曰風痹，諸痹類風狀也。」夫曰風痹，真風也。所謂偏枯、風痱、風癔者，以其舌強口癔，猝倒無知，形似乎風，因以風名。詳究其義，實與風毫不相涉。就其症而言之，手撒，脾氣絕矣；口開，心氣絕矣；鼻鼾，肺氣絕矣；目閉，肝氣絕矣；遺溺，腎氣絕矣。汗出如珠，髮直如麻，面赤如妝，真陽鼓散於外矣。抉其精而窮其奧，總歸宿於腎元。蓋腎為性命之根，如只見一二經，尚未傷及於腎，急相其腎之水虧、火虧，培之補之，而受傷之臟，自復其初。

朱丹溪以為痰則生火，火則生風，固屬捕風捉影；李東垣以為本氣自病，將風字塗抹，其於是症，亦似有得，究未窺其底蘊；河間以為將息失宜，心火暴甚，而著地黃引子，熟地、棗皮、巴戟、附片、肉桂、蓯蓉、茯苓、麥冬、五味、石斛、菖蒲、遠志。可謂抉出疾源矣。顧腎水火同宮，有痰涎上湧，水不足者；有面赤煩渴，火不足者。地黃引子僅足補其火，趙養葵又補明水不足者，用地黃湯滋其水。庶岐伯不言之蘊，得以闡明於世。治是症者，慎勿存一風字於胸中，斯得之矣。

‖喘急脈論‖

《脈經》曰：「上氣喘急候何經，手足溫暖脈滑生。若得沉濇肢逆冷，必然歸死命須傾。」試申論之，人之所賴以生者，元氣、宗氣，而其所以生者，則真氣也。統一身而言，則為元氣。元氣充足，呼吸自循常度，如涉虛怯，陰陽之氣亂矣。經曰：「陰爭於內，陽擾於外，魄汗未藏，四逆而起，起則熏肺，使人喘息。」體猶溫暖，脈多虛滑，人參能回元氣於無何有之鄉，獨參湯。經驗方：黃耆一兩，秦歸三錢，薑棗引。喘息自止。

據中焦而言，則為宗氣，宗氣轉運升降，自無滯礙，如沾痰滯，陽明之氣鬱矣。經曰：「邪客於陽明之絡，令人氣滿，胸中喘息。」體雖溫暖，脈則弦滑法夏和胃而燥痰，四七湯：人參、肉桂、法夏、炙草，薑棗引。喘急隨除。至於先天一點真元之

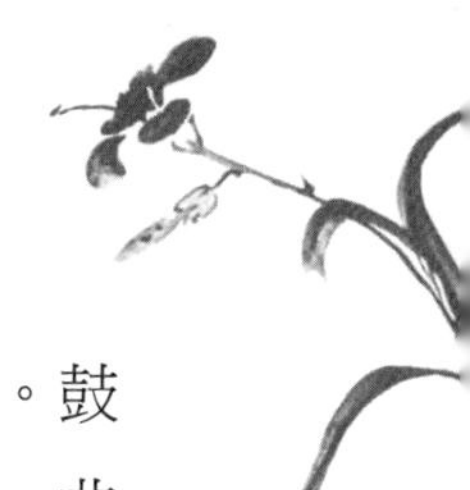

氣，是為真氣，至無而含至有，至虛而統至實。鼓盪於太虛者，雷也；而其所以默運乎鼓盪者，非雷也，真氣也。吹噓乎萬物者，風也；而其所以驅使乎吹噓者，非風也，真氣也。外護於表，內行於裡，周流一身者，氣也；而所為主宰以周流者，非氣也，真氣也。

釋氏調氣以悟空，調此氣也；老氏煉氣以歸真，煉此氣也；儒者養氣以為聖為賢，養此氣也。釋氏謂之真如，錢起贈懷素詩：「醉裡得真如。」劉禹錫詩：「心會真如不讀經。」老氏謂之綿綿，《道德經》：「綿綿若存。」儒者謂之浩然。其為氣也，天地得之，萬古不老；生人守之，壽算存。人靠而以酒為漿，以妄為常，醉以入房，真氣散矣。

真氣散，一身之元氣、宗氣，以致營氣、衛氣、中氣、胃氣，一齊奔上，為喘為急，肢之所以逆冷，脈之所以沉澀也，而命有不傾焉者乎？彼水腫之喘，以水腫論；風寒之喘，以風寒論；哮症之喘，以哮症論；熱病之喘，以熱病論。經中言喘，層見迭出，各有其本，單言喘者，只有數條。撇開各症方言喘，尋到源頭始見醫。

非有大本領、大作用人，不能道其隻字。南坡居士加批。

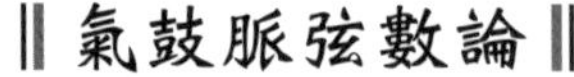

氣鼓脈弦數論

醫學中，劉、李、朱、張而下，瓣香敬祝者，汪子訒庵，獨於氣鼓症，列之濕門中，殊不謂然，究其源，方書俱然，不自訒庵始。余考其症，是氣也，當列於氣門。氣以類而方明，病雖難而易治。夫氣之功用，全賴脾土為之轉運。氣分有無氣，土分有無形。脾屬土，有形者也，有形之土運氣。脾藏意，意亦屬土，無形者也，無形之土運氣。有形之土，以藥補之；無形之土，以心養之。二者得兼，而土斯健矣。

土旺而氣乃周流四體，土衰而氣遂停滯中州，貫注軀殼，充盈腠理，鬱而為熱，氣鼓成焉。經曰「諸脹腹大，皆屬於熱」是也。

其為症也，四肢日見瘦羸，肚腹日見脹滿，任人揉按，痛癢不關。稍進糇糧，飽悶難受。脾愈虛，肝益肆其侮；氣愈積，熱益張其威。脈之弦且數，其所由來者，有明徵矣。治是症者，當青筋未大見，臍心未大突，缺盆未大滿之時，重用黃連，以解其熱。清金以制肝盛，培土不受肝邪。經驗方：人參、黃連、焦朮、麥冬、青皮、肉桂、炙草。藥固有維持之力，尤宜卻鹹味，斷妄想，存神靜慮，以養無形之土，不治氣而氣自宣通，多有得安者。

其名不一，曰單脹，以其獨脹於腹也；曰鼓脹，以其中空無物也；曰蠱脹，若蟲食物而中空也；曰熱脹，由熱而脹也；曰氣脹，由氣而脹也。統名之曰氣鼓也。彼水脹、寒脹，列於濕門，宜也，原與此症毫不相涉。東垣一代偉人，中滿分消丸，厚朴一兩，枳實、黃連、黃芩、法夏五錢，陳皮、知母、澤瀉三錢，茯苓、砂仁、乾薑二錢，人參、白朮、甘草、豬苓一錢，蒸餅為丸。亦尚未分晰也。

‖血症有不必診脈有必須診脈論‖

失血之症有四：從齒失者，曰齒衄；從鼻失者，曰鼻衄；從咽失者，曰嘔血；從喉失者曰咳血、曰咯血、曰吐血、曰唾血。失血則一，而輕重攸分。最輕者齒衄，足陽明胃脈循鼻入上齒，手陽明脈上頸貫頰入下齒，二經熱盛，其循經之血從齒溢出。血路一通，即無熱，亦時常而來，於體無傷，不必以藥治者也。稍輕者鼻衄。凡經之上於頭者皆下通於鼻，少陽之脈上抵頭角，太陽之脈上額交顛，陽明之脈上至額顱。其血之循於經者，隨氣周流，走而不守，三經為熱所逼，血即從鼻而漏。以童便引熱下行，茅根清胃降火，其血立止。

至於漏血過多而無休者，則不責之血熱，而責之氣虛。有形之血，一時所不能滋；幾希之氣，速當挽回，急用參耆補氣以督血，經驗方：黃耆一兩、秦歸三錢，薑棗引。補氣以攝血，補氣以生血。雖氣息奄奄，亦可回生。彼傷寒鼻衄，名曰紅汗，熱隨血解，不必止血，亦不必再發汗；瘟疫鼻衄，名曰外潰，毒從血減，不必止血，亦不必再議下。經絡分明，見其症，即可以用其藥也。稍重者嘔血，則在胃腑矣。貯積日久，逆而上嘔，多則盈盆盈碗，聚則成塊成堆。或一月一嘔，或間月一嘔或周年一嘔。未嘔之先，鬱悶難安；已嘔之後，神清氣爽，但得血路通利，有嘔至耄耋而無傷者。以恐血阻吸門，急備方：用紙然刺鼻中，得嚏則通。登刻致斃，方書積案，從未有發明其義者。

蓋胃為五臟六腑之海，血易為之聚，人而飲食煎熬，停留瘀血，結成窠臼，久則相生相養，習以為常，如蟻之有穴，魚之有淵，生生不已。補之，愈足以滋其黨；涼之，徒足以塞其路。輾轉圖維，唯三七、鬱金，以破負固之城；淮膝、大黃，以開下行之路。自擬方：三七、鬱金、牛膝、大黃、歸尾、桃仁、枳實，煉蜜為丸。掃除而蕩滌之，庶有瘳焉。常見山居之民，採草藥以治血，遇是症得癒者居多，草藥之性，無非破血之品，有明徵矣。最重者吐血、咳血、咯血、唾血。

致病之釁，原不一端；發病之源，總歸五臟。臟者，藏也，所以藏其血以養神、養魂、養魄、養意、養精與志也。心不生血，則神為之消散；脾不統血，則意為之惝恍；肝肺不歸血，則魂魄為之飄蕩；腎不貯血，則精志為之梏亡。一滴之血，性命隨之，全憑脈息以決吉凶。脈而虛弱，火猶未發，歸脾湯，人參、白朮、茯神、棗仁、龍眼肉、黃耆、秦歸、遠志、木香、炙草，薑棗引。養營湯，人參、白朮、黃耆、炙草、陳皮、肉桂、秦歸、熟地、五味、茯苓、遠志、酒芍，薑棗引，俱能奏效。

脈而洪數則內火熾矣，火愈熾而血愈亡，血愈亡而陰愈虛，故曰陽邪之甚，害必歸陰。當此之時，寒涼適足以伐五臟之生氣，溫補又足以傷兩腎之真陰，唯以甘寒滋其陰而養其陽，同癆傷論。血或歸其位耳。又有一種，五臟為內寒所侵，血不安位而妄行者，脈虛而遲，非附子、乾薑，不足以祛其寒而溫其經，經驗方：附片、乾薑、黃耆、白朮、秦歸、炙草、建元，薑棗引。此百中僅見一二者。至於外寒犯乎五臟，擾血逆上者，脈浮而緊，唯麻黃人參芍藥湯，桂枝五分，麻黃、黃耆、甘草、白芍一錢，人參、麥冬三錢，五味五粒，當歸五分。可以攻其寒而安其血。此亦血症之常事，甚無足怪。所以五臟之血，必診脈而後能決也。綜而計之，譬諸軍伍，齒衄、鼻衄，巡哨之士卒也；嘔血，護衛之士卒也；咳、吐、咯、唾之血，則守營之士卒也。巡哨之士卒可失，即護衛之士卒可失，而守營之士卒，斷不可失者也。經四十載之推求，而血症瞭解，閱千百人之性命，而血路敢詳。

司馬劉芹藻，忽患失血，氣喘，脈虛而遲，重用附子、乾薑、黃耆，立癒。由是留心醫學，講解《靈》《素》《難經》。

‖咳嗽脈論‖

癆症咳嗽，以癆為本，不在咳嗽論。其餘咳嗽，但得病源縷晰，無脈不可以治。欲達病源，先分內外。外感咳嗽，專責於肺。風寒之來，先入皮毛。皮毛者，肺之合也。風寒鬱於肺則咳嗽。肺竅得通，則咳嗽止焉，故古有「外感咳嗽則輕」之語。其脈浮而大，散之以蔥白，通之以紫蘇。參蘇飲：人參、紫蘇、乾葛、前胡、法夏、茯苓、陳皮、甘草、枳殼、桔梗、木香、蔥白。至於內傷，經曰：「五臟皆令人咳，不獨肺然也。」而要不離乎肺。其本經咳嗽也，金生在巳，形寒金冷，傷其生氣，

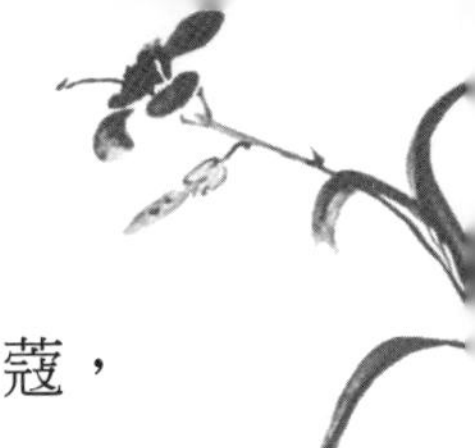

喘息有音，甚則唾血，其脈短而遲，補之以波蔻，溫之以砂仁；經驗方：人參、焦朮、茯苓、法夏、陳皮、波蔻、砂仁、炙草，薑棗引。

其心臟咳嗽也，火甚剋金，喉中隱隱如梗狀，甚則咽腫喉痹，其脈浮而洪，涼之以黃芩，瀉之以山梔；經驗方：生地、赤茯苓、山梔、生甘草、黃芩、桔梗、麥冬，燈心引。其脾臟咳嗽也，土不生金，陰陰痛引肩背，甚則不可動，其脈濡而弱，培之以黃耆，燥之以白朮；經驗方：人參、秦歸、黃耆、焦朮、法夏、陳皮、茯苓、炙草，大薑棗引。其肝臟咳嗽也，木燥火發，金被火傷，兩脅下痛，甚則不可以轉，其脈沉而弦，制之以鱉甲，和之以柴胡；熟地、鱉甲、秦歸、柴胡、酒芍、炙草。其腎臟咳嗽也，火動水虧，金少水涵，腰背相引而痛，甚則咳涎，其脈沉而細，滋之以熟地，堅之以黃柏。知柏地黃湯：熟地、淮藥、棗皮、知母、丹皮、澤瀉、茯苓、黃柏。久咳不已，移於五腑，病則纏綿難癒，治法仍歸五臟。彼無痰乾咳，火鬱於肺，一言盡之，升提肺氣，甘桔湯：桔梗、甘草。生其津液，八仙長壽丹：熟地、淮藥、棗皮、麥冬、澤瀉、茯苓、丹皮、五味子。斯得之矣。據經分症，即症分脈，憑脈用藥，夫固有歷歷不爽者。經曰：「秋傷於濕，冬必咳嗽。」

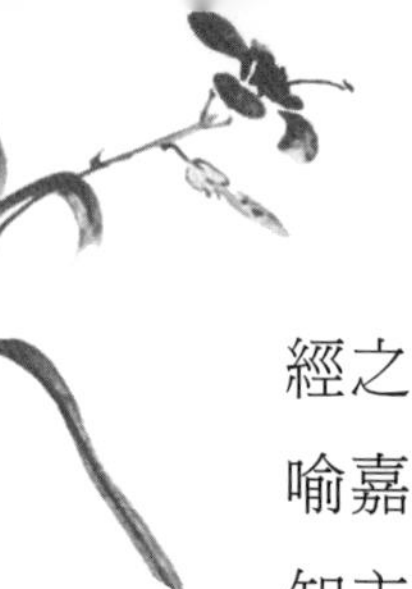

經之所言者，主氣也，四之氣土，正在秋初當權。喻嘉言以為濕字疑燥字之誤，止知歲氣之燥，而不知主氣之濕。經曰「脾苦濕」，未聞心、肺、肝、腎苦濕。河間《咳嗽》之篇，以為濕在脾可也，而必分其濕在心、在肺、在肝、在腎何也？

丹溪論咳嗽，有風，有寒，有痰，有火，有癆，有虛，有鬱，有肺脹，庶乎近之。降至景岳，所論外感咳嗽，大半內傷之方居多，所談內傷咳嗽，只知陰虛一語，雖所重者腎元，四臟亦在內傷之列，何以曾不之及？內傷外感四字，尚未解透耶。自內而出者，喜、怒、憂、思、悲、恐、驚及房勞、飲食所傷為內傷；自外而入者，風、寒、暑、濕、燥、火及瘟疫、痢病所感為外感。夫無痰不作咳，無嗽不有痰，一言咳嗽而痰在其中，《內經》所以有飲無痰，飲留腸胃，不咳不嗽者。自漢儒添一痰字，方書遂將咳嗽與痰，分為兩門。究竟扯東拽西，兩無分別，書之所以日益支離也。

論綜唐宋元明，折衷岐伯，證分心、脾、肝、腎，統匯肺經，星布棋羅，燦然可觀。

‖泄症脈論‖

《難經》訓泄有五：胃泄，飲食不化；脾泄，腹脹嘔吐；所謂大腸泄者，食已窘迫，可該脾泄論；所謂小腸泄者，便血腹痛；大瘕泄者，數至圊而不便，宜以痢門論。則泄止可言脾胃二經。診其脈數，而邪之自外來者，屬胃，其氣化而為熱，輕則黃連厚腸，佐以利水和胃之品，經驗方：焦朮、茯苓、桂枝、黃連、澤瀉、豬苓、車前、苡米。至於完穀不化，則泄之甚者也，須芒硝、大黃經驗方：芒硝、大黃、銀花、炙草，薑棗引。滌其邪而泄自止；診其脈遲，而虛之由內生者，屬脾，其氣積而為寒，輕則焦朮和中，佐以燥濕補脾之味，經驗方：黃耆、白朮、茯苓、蓮肉、法夏、訶子、陳皮、苡米，薑棗引。至於脹滿嘔逆，則泄之劇者也，必附片、乾薑，經驗方：黃耆、附片、乾薑、焦朮、肉桂、蓮肉、炙草，生薑大棗引。嘗與道人分別是症，知其隨手輒驗者，有由來矣。溫其寒而泄乃除。

夫泄，顯而小者也，以其泄天妙趣而言，則水為先；混沌之初，沖漠無朕，先天一團氤氳之氣，降而為水，猶未見其昭著，漸至昭著而生火；猶未有其形質，漸有形質而生木；猶未至於堅實，漸至堅實而生金；土則隨行而生。郭璞《葬經》：「泄天妙趣水居先。」《河圖》之數，天一生水。以其承天時行而言，則土為重。坤承天之施，奉以行之，時未至，不敢先時以立始；

時既至，不敢後時以驟功，坤道之所以順也。然載萬物者坤，含萬物者坤，非有坤以承天，則天亦將虛於所施。故曰厚德至靜，無成有終，可知配天之功用者唯坤土獨也。正許氏《說文》：「重字從土，是以土為重之義。」脾為己土，胃為戊土，一動一靜，一陰一陽，互相為用，所以十二宮中，各司一職，獨脾胃統司倉廩之官。以其物之資始而論，唯恃動氣；戰乎乾，戰即鼓盪之意，謂資始也。楊子云：「太初者，氣之始；太素者，質之始。」稟乾之始，出而為動。以其物之資生而論，全仗穀氣。致役於坤，役即孳字之意，謂資生也。《淮南子》云：「毛蟲則橫生，倮蟲則縱生。」萃坤之生，養而歸穀。脾主消穀，胃主納穀，一表一裡，一剛一柔，還相為質。所以五行寶內，但養一臟，唯脾胃實養性命之寶。

至哉坤元，厥唯脾胃。擬七斗以摩霄，上頂心，心有七竅。高懸西北；斷六鰲以立極，下臨六腑。美盡東南。富媼《漢書》：後土富媼。敷文，宅中葉裳元之吉；媒婆方書：脾為媒婆。踐約，婚媾迨冰至之辰。卜操柄之有歸，《說卦傳》：「坤為柄。」應差豎亥；《史記・天官書》：「豎亥步經，大章行緯。」占括囊之無咎，穩塞夷庚。《左傳》：「以塞夷庚。」謂要道也。象推吝嗇，義取含章，後得無患乎。先迷方外，必根諸直內。以故胃與脾合，馬之所以稱牝也；脾與胃分，龍之所以戰野也。調理得宜，百體從茲而安；調理失宜，百病從茲而起。夫泄，顯而小者也。

即泄症一端，以闡明脾胃全理，分疏合寫，經經緯史，無義不搜，允稱天造地設，可補東垣《脾胃論》一篇。南坡居士評。

‖水腫脈浮大沉細論‖

《脈經》曰：「水腫之脈，浮大易癒，沉細難痊。」余謂醫不細揣脈與症，斯已難矣。果脈清症確，浮大固可十全，沉細未必難痊。余少時曾患水腫而回生者，欲知水腫幽明路，說法何妨我現身。人生飲入於胃，氣化之妙，全憑脾、肺、腎三經。脾專運用之職，肺擅通調之官，腎司薰蒸之用，而後雲興雨施，滲入膀胱。三經失權，其氣不化，蓄諸中州，橫流四肢，泛溢皮膚，一身之中，無非水為之灌注矣。以其脈之沉細者言之，脈而沉細，病愈深而侵入臟矣，即脈之沉細，分症之陰陽。

其為陰水腫也，形寒傷肺，濕寒侵脾，虛寒埋腎，大便溏瀉，小便清利，脈則沉細而遲。補土以溫金，實脾湯焦朮、茯苓、炙草、厚朴、肉桂、草蔻、木瓜、木香、附片、乾薑，大棗引，實開斯世之福；壯水兼補火，腎氣湯熟地、茯苓、山藥、丹皮、棗皮、淮膝、車前子、附子、肉桂、澤瀉能挽造化之窮。

其為陽水腫也，火盛剋金，熱鬱侮土，燥過枯水，大便堅硬，小便黃赤，脈則沉細而數。石膏友麥冬，經驗方：石膏、麥冬、粳米、炙草、大棗、生薑。本草中足稱治水之檋；《史記・夏紀》：「禹治水，泥行乘檋，山行乘梮。」檋，履器之有齒者，今之木屐仿之。黃連伴黃柏，經驗方：黃連、苡米、黃柏、車前、肉桂、知母、炙草。醫方內大是分水之犀。《抱朴子》：犀角一尺以上者，刻為魚形，銜以入水，水即分開。余嘗閱是症，陰陽俱厥，有令人不可測度。

陽水之厥，更有十倍於陰水者。陰水誤以陽治，先或聲啞而死；陽水誤以陰治，定是吐血而亡。至於脈之浮大，邪猶在表，病之最淺者也。水蓄膀胱，五皮飲五加皮、地骨皮、茯苓皮、大腹皮、生薑皮，可潔清淨之府；水行肌表，越婢湯，石膏八錢，麻黃六錢，大棗一二枚，炙草三錢，生薑三錢，足開鬼門之關。

其朝寬暮急、暮寬朝急者，水隨氣之升降也，何必曰陰虛陽虧；上氣喘促、夜臥難安者，水淫肺之葉孔也，何必曰子胎母宮。曰風水，曰石水，曰皮水，多其水名；曰濕腫，曰血腫，曰風腫，總是水腫。揣摩脈症，辨別臟腑，沉細浮大，有何難易之分？酌理準情，無非從前所有之語；披肝瀝膽，盡是劫後餘生之言。其餘是症，煞吃苦辛矣。愁成白髮三千丈，歷盡洪濤十八灘。

人但知浮大為陽，沉細為陰，而不知沉細中有遲數，即有陰陽。治之之法，相去甚懸。世之患是症者，多為藥餌所誤，惜不早得是而讀之也。南坡居士加批。

偏正頭痛不問脈論

醫有不知其病而不能治者，亦有明知其病而不能治者，有莫解其病而莫能療者，亦有瞭解其病而仍莫能療者。與哮癇相頡頏而深藏之固，更甚於哮癇者，正頭風一症。或數日一發，或數月一發。其發也，突如其來，不因邪觸；其止也，詘然而止，非藉藥醫。揣其痛之根，不越風毒之客於髓海焉；六經皆有頭痛，三陽之經上於頭，隨其經而醫之，藥到而痛自除。痛居經絡不到之處，羌活、防風，無所施其勇；升麻、乾葛，無所竭其力；柴胡、黃芩不能消其事而逐其邪。三陰亦令人頭痛，或痰壅於胸膈太陰；或氣逆於腦頂少陰；或冷逼乎督脈厥陰。而痛不關於痰氣與風，南星、半夏，燥其痰；麻黃、附片，溫其經；吳萸、乾薑去其寒。燥者自燥，溫者自溫，去者自去，而痛者自痛也。

本草臚陳，空對神農而數典；方書案積，莫向仲景而問津。抑又聞之劍閣之危險，四面拒敵，而偏以縋入之；鄧艾破蜀至陰平，山勢險絕，軍士不得過，以縋入之。逼陽之深固，萬夫莫當，而偏以老克之。《左傳》：「逼陽城小而固，晉荀偃、土匄伐逼陽，久於逼陽，請於荀瑩曰：『水潦將降，懼不能歸，請班師。』荀瑩曰：『牽帥老夫以至於此，七日不克，必爾乎取之。』五月庚寅，荀偃、士匄帥卒攻逼陽，親受矢石，甲午滅之。」閱方書，鼻淵稱為腦漏。腦，可漏之出，亦可注之入。以口服藥而經不通者，以鼻注藥而竅自通。在揀其解毒去風性味之平正者，淡淡，白菊、陳茶煎湯冷注。一方，皂角、細辛，研細末，吹鼻得嚏則解。而痛自漸漸減矣。以鼻代口，休防郢人之堊；《莊子》：「郢人鼻端有堊，使匠石斫之，匠石運斤成風，堊去而鼻不傷，郢人立不改容。」追風拔毒，何假華佗之刀。華佗字元化，漢末沛國譙人。通五經，精方脈，能刳骨療疾，為外科之祖。有《青囊》書，惜乎無存。然此法肇自前人萊菔汁注鼻之方，特取而變化之者。

至於偏頭風痛，丹溪以為左屬風、屬火，多血虛；右屬熱、屬痰，多氣虛，用之未必大驗。究其根，亦是風毒傍於腦海之旁，病之去路，多從目出而解。同邑石光南所傳淡婆婆一方，淡婆婆根為君，天麻、京子為臣，川芎、白芷為佐，菊花、當歸、木賊為使，黑豆百粒為引。初起者用之屢效，殊不可解，錄之以備急用。一種手三陽之脈受風寒，伏留而不去者，名厥頭痛；入連在腦者，名真頭痛。其受邪與正頭風無異，而其來也速，其死也速，更有甚於偏正頭風者，古無救方，質諸海內名公，不知家亦藏有秘方否？

絕處逢生，識高於頂。南坡居士加批。

石光南家累千金，廣為結納，高人異士，過其地者，輒館於書齋，所得多醫書未傳之秘方。淡婆婆，又名淡親家母，未考其性，但嘗其味，亦屬平淡，草藥肆購之。

‖心氣痛脈論‖

古傳心痛有九，循其名而責其實，纖毫難混。

一曰蟲　凡痛脈多伏，今反洪數者，蟲也。厥名曰蛔，長寸許，首尾通紅，踞於心窩子，吮血吸精，傷心之患，莫慘於是。以雄黃、檳榔、白礬為丸，殺之而痛自除。

二曰疰　疰者，自上注下也，令人沉沉默默，心中隱隱作痛，甚有疰至滅門戶而莫名其病者。脈則乍短乍長，乍澀乍細，非尋常藥餌所能療，唯蘇合丸、麝香、沉香、丁香、檀香、香附、華芨、白朮、訶子、朱砂、青木香、烏犀角各二兩，薰陸香、龍腦各一兩，安息香二兩，另為末，用無灰酒熬膏，上為末，用安息香膏加煉蜜為丸，每兩十丸，蠟包裹，溫水化服阿魏膏，楂肉、膽星、法夏、麥芽、神麴、黃連、連翹、阿魏、栝樓仁、貝母、風化硝、枯礆、蘿蔔子、胡黃連，上為末，薑湯浸，蒸餅為丸。相其本體之強弱寒熱，體強而熱，阿魏丸；體弱而寒，蘇合丸庶可以治。

三曰風　風得火而益熾，火得風而愈威。風而入於心，則痛之猝者也。其脈浮緊而數，以白菊、白礬為君，侯氏黑風散白菊五錢，白礬錢半，防風、白朮、桔梗八分，人參、茯苓、秦歸、川芎、乾薑、細辛、牡蠣三分，共為末，溫酒調。可採也。

四曰悸　有觸而驚曰驚，無觸而驚曰悸，悸而至於痛，則悸之甚者也。其脈虛而滑，加乳香、沒藥為使，李氏養心湯黃耆、茯苓、秦歸、川芎、法夏、甘草、柏子仁、棗仁、遠志、五味、人參、肉桂、乳香、沒藥，薑棗引。

五曰食　食入於胃，停滯未化，攻衝作痛，其脈短而澀，平胃散蒼朮、厚朴、陳皮、炙草洵為對症之方。

六曰飲　飲入於胃，攻注無常，激射作痛，其脈濡而遲，五苓散豬苓、茯苓、焦朮、澤瀉、肉桂實為導水之劑。

七曰冷　寒氣犯於絳宮，脈則或遲或結，吳萸、川椒、砂仁、木香，止痛，何難共證。經驗方：木香、砂仁、肉桂等份，共研細末，每服五分。

八曰熱　火氣鬱於胸膈，脈則或數或促，生地、梔子、黃連、苦楝，除痛藥，確有明文。經驗方：黑梔仁一兩，乾薑一錢五分，炙草一錢五分。

九曰去來痛　經脈周流，有礙則痛，過其所礙而旋止，巡至所礙而復發。氣充血足，何礙之有，不必診脈，補之可也。經驗方：黃耆、焦朮、肉桂、秦歸、法夏、陳皮、茯苓、炙草，薑棗引。

顧同是心氣痛也，以蟲之傷人最酷者，居首；以疰之傷人最隱者，居二；以風之傷人最速者，居三；以悸之介在可以傷，可以無傷者，居四；以飲食之不輕傷人者，居五六；以寒、熱之恒有者，居七八；以去來痛之人皆知而能治者，居九。想古人位置之宜，亦大費躊躇矣。

然名則列之有九，而義實本之於經。曰蟲痛者，經言蛟蛔心腹痛也；曰疰痛者，如飛屍、遁屍之類也；曰風痛者，經言肝心痛也；曰悸痛者，手少陰之脈，起於心中也；曰食痛、飲痛者，足太陰之脈，其支上膈注心中也；曰冷痛者，寒氣客於背腧，注於心也；曰熱痛者，寒氣客於經脈，與熱相搏也；曰去來痛者，經言氣不宣通也。要皆非真心痛也。若真心痛，手足冷至節，旦發夕死，夕發朝亡。彼醫家所傳之方，大半言止冷痛；本草所注之性，問有止熱痛之語。夫冷熱之痛，病之最淺而最易辨者，諸書尚且聚訟，何況痛之至隱而至僻者乎。領會《靈》《素》微詞，才是醫家學問；變化本草訓語，方知用藥權衡。

尋源達委，確乎不磨，是謂心心相印。南坡居士評。

‖腰痛脈論‖

《脈要精微論》曰：「腰者，腎之府，轉移不能，腎將憊矣。」《經脈篇》曰：「足少陰之別，名曰大鐘，實則閉癃，虛則腰痛。」《刺腰痛篇》曰：「足太陽脈，令人腰痛。」《刺瘧論》曰：「足太陽之瘧，令人腰痛。」細考《內景傳圖》，腰為腎經所居之地，膀胱經所過之區，腰痛只此二經。彼足厥陰、足陽明、足少陽經，本不行腰，而言腰痛者，牽引而痛也。方書所辨，未嘗分別其經；世醫所治，只及腎虛一語。夫腎與膀胱，一表一裡，邪之自外來者，盡屬太陽之腑，痛之自內生者，總歸少陰一經。

診其脈之沉細者，而知其痛在少陰焉。時痛時止者，房勞耗其精也。熟地、淮藥、棗皮、澤瀉、粉丹、茯苓、杜仲、牛膝。枕衾燦爛，心迷解語之花；唐《天寶遺事》：「太液池千葉蓮盛開，帝與妃子共賞，謂左右曰：『爭似此解語花。』」雲雨蒼茫，神醉遊仙之夢。《高唐賦》：「昔者，先王嘗遊高唐，怠而晝寢，夢見一婦人曰：『妾巫山之女也，為高唐之客，聞君遊高唐，願薦枕席。』」時痛時熱者，濃味熬其水也。熟地、淮藥、棗皮、茯苓、澤瀉、月皮、黃柏、知母。山筍湖蒲，總無下箸之處；《晉書》：「何曾日食萬錢，對案尚無下箸處。」膾鯉炰鱉，翻為適口之資。痛著不移者，閃挫竭其力也。經驗方：熟地、丹皮、秦歸、杜仲、續斷、淮膝、桃仁。重舉千鈞，自詡扛鼎之力；《漢書》：「項羽力能扛鼎。」奇經百驗，空傳刮骨之文。見華佗注。填骨髓而補真陰，為少陰之主藥，厥唯地黃，調和補瀉，燮理陰陽，實為護國之臣。

診其脈之浮緊者，而知其痛在太陽焉。刺痛背肉者，風淫於膂俞穴也。經驗方：麻黄、獨活、細辛、防風、秦歸、酒芍、生地。傴僂而行，徧銘考父之鼎；《左傳》正考父之鼎銘曰：「一命而傴，再命而僂，三命而俯，循牆而走。」佝瘻在望，也承丈人之蜩。《莊子》：「仲尼適楚，出於林中，見佝瘻者，承蜩猶掇之也，顧謂弟子曰：『用志不分，乃凝於神，其佝瘻丈人之謂乎。』」注：佝瘻，曲背；承蜩，以竿黏蜩。鬱痛畏冷者，寒客於氣海俞也。經驗方：麻黄、附子、細辛、秦歸、炙草。閑坐淒涼，濫廁楚宮之女；楚王愛細腰，宮女多有不食以求瘦其腰者。幽居滓冷，空披齊國之紈。梁簡文帝啟魯縞齊紈，藉新香而受彩。梁元帝謝齎錦，啟鮮潔齊紈，聲高趙穀。痛重難移者，濕著於藏精所也。經驗方：麻黄、蒼朮、杜仲、淮膝、焦朮、秦歸、茯苓、苡米、炙草。舉止維艱，已作支離之態；《莊子》：「支離疏者，頤隱於齊臍，肩高於項，會撮指天，五管在上，兩脾在脅。」注：支離，駝子；人名；會撮，髮髻。屈伸莫遂，且無輾轉之嫌。調血脈而通關竅，為太陽之主藥，實為麻黄，驅逐客邪，通行經絡，允推先鋒之將。少陰不輕痛，太陽之痛居多，所以《內經》麻黄之症特詳。今人所

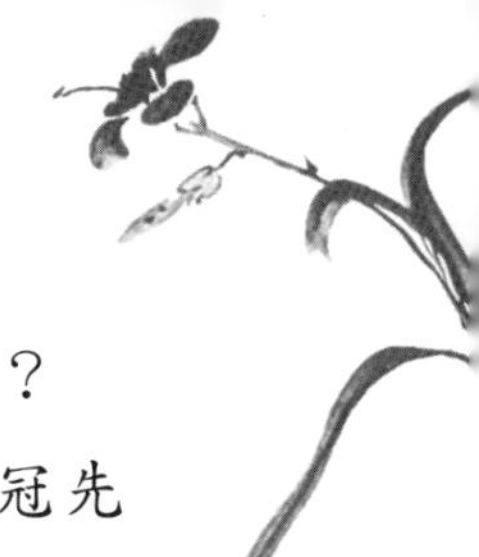

治，動曰地黃症，盍取《內經》而細玩之也乎？

內傷外感，穩識病源，而內欽元老，外冠先鋒，相助為理，足以立起沉痾。南坡居士批。

‖腳氣痛脈論‖

諸痛忌補，腳氣痛尤甚。名曰壅疾，壅者，濕氣堵截經絡之謂，顧其名可以思其義。有為寒濕壅者，人跡板橋溫庭筠詩：「雞聲茅店月，人跡板橋霜。」身歷冰霜之慘；江深草閣杜甫詩：「五月江深草閣寒。」泥多滑撻之侵。冷淒之氣，下注為濕，浸淫筋骨，晝夜憎寒作痛，其脈濡而遲。非蒼朮、加皮，不足以燥勞筋之濕；非乾薑、附子，不足以祛切骨之寒經驗方：蒼朮、加皮、羌活、防風、防己、附片、乾薑、秦歸、苡米、木瓜、炙草、大棗。有為濕熱壅者，餐瓜嗜果，唯貪口腹之甘；旨酒佳餚，不顧肺腸之腐。薰蒸之氣，下流為濕，煎熬陰血，臨夜發熱而痛，其脈濡而數。唯淮通、蘇梗，庶可以疏閉塞之經；唯黃柏、麥冬，庶可以清蘊隆之熱。經驗方：淮通、蘇梗、黃柏、麥冬、生赤皮、秦歸、羌活、防風、苡米、木瓜、炙草。

有為風濕壅者，濕鬱為熱，熱則生風。其痛也，走注無常，輒肆其毒，中於踝，腫則載塗若跣；《書・說命》：「若跣，弗視地，厥足用傷。」中於脛，伸則刲痛如刀；中於膝，形則蓋大如鶴。其脈濡浮而數。必也大黃、芒硝退其火，而風斯息；防風、羌活散其風，而濕乃除。經驗方：大黃、芒硝、羌活、防風、秦歸、生地、牛膝、淮通、炙草，薑棗引。斯三者，本非廢疾，而多致成廢疾者，補誤之也。跛倚以為容，《禮記》：「有司跛倚以臨祭。」

許多書齋秀士，蹣跚不自便，《史記》：「子苦蹣跚。」言足欲進而趑趄也。偏及繡閣名姝。究其受害之由，無非流俗所尚溫補，醫者之所為也。外有一種躇縮枯細、不腫而痛，名曰乾腳氣痛，有潤血清燥之方。又有一種足跟作痛，焮腫而紅，名曰陰虛腳痛，有補腎養營之劑。驗其症，或腫或痛；審其脈，為澀為細。可考而知，與濕有大不相侔者。治是症者，勿藉口斯二症而任意補之也可。

從癃疾發揮，使寒濕、熱濕、風濕三症盡情刻露，如數掌上羅紋，是之謂對證發藥。南坡居士評。

‖消渴從脈分症論‖

經曰：「二陽結，足陽明胃，手陽明大腸。謂之消。」同一結也，而氣分、血分判焉。病在氣分則渴，病在血分則不渴。消渴以渴為主而判氣血，血分亦有渴者。氣分結者，病發於陽；血分結者，病發於陰。二症相反，如同冰炭。其發於陽也，陽明被火煎熬，時引冷水自救，脈浮洪而數；其發於陰也，陽明無水涵濡，時引熱水自救，脈沉弱而遲。發於陽者，石膏、黃連，可以折狂妄之火，石膏、知母、炙草、黃連、粳米，人所共知；發於陰者，其理最為微妙，非三折其肱，殊難領會。

人之灌溉一身，全賴兩腎中之水火，津液發源於華池，湧於廉泉，為甘露、為瓊漿，以養百骸。華池，兩腎中先天之祖竅，水火朕兆處。廉泉，舌下一穴名。猶之甑乘於釜，釜中水足，釜底火盛，而甑自水氣交流，倘水涸火熄，而甑反乾枯縫裂，血分之渴，作如是觀。當此舌黑腸枯之時，非重用熟地，不足以滋其水；非重用附桂，不足以益其火。八味湯：肉桂、附子、熟地、山藥、棗皮、澤瀉、丹皮、茯苓。火熾水騰，而渴自止。余嘗治是症，發於陽者，十居二三，發於陰者，十居七八，用桂附多至數斤而癒者。彼本草所注，無非治氣分之品，而治血分之藥性，不注於本草，方實始於仲景，至喻嘉言而昌明其說。上消如是，中下消可類推矣。胃熱多食善饑為中消，腎熱渴而小便有膏為下消。治法仍分氣血。下消小便甜者難治，水生於甘而死於鹹，小便本鹹而反甘，是脾氣下陷腎中，土剋水而生氣泄也。

昔漢武帝患是症，仲景進桂附八味湯，服之而癒，因賜相如服之不效。或曰相如之渴，發於氣分。或曰相如為房勞所傷，非草木之精華所能療。武帝不賜方而賜以金莖露一杯。《三輔故事》：「武帝建柏梁台，高五十丈，以銅柱置仙人掌擎玉盤，以承雲表之露，和玉屑服之，以求仙也。」李商隱詩：「侍臣不及相如渴，特賜金莖露一杯。」庶幾癒焉，未可知也。

嘔吐脈論

嘔吐之症，一曰寒，一曰熱，一曰虛。寒則脈遲，熱則脈數，虛則脈虛，即其脈可以分其症。最易治者，寒。陽明為消磨五穀之所，喜溫而惡寒，一自寒犯於內，兩相齟齬，食入即吐，不食亦嘔。彼法夏、丁香、白蔻、砂仁，本草所注一派止嘔定吐之品，非不神效，不如一碗生薑湯，而其效更速者，經所謂寒氣客於腸胃，厥逆上出，故痛而嘔是也。最誤治者，熱。寒涼燥烈之性，功過參半焉者也。丹溪滋腎水而清濕熱，原補前賢所未備，乃效顰者肆行寒涼，人之死於寒涼者，非丹溪之罪，實不善讀書者之罪。有明諸儒救寒涼之弊，多為過激之言，二百年中，寒涼之風，一變為燥烈之火，人之死於燥烈者，十倍於寒涼。遇是症，彼曰宜熱，此曰宜熱，且曰某書，鑿鑿有憑，又安知症屬熱乎哉？寒之不已，鬱而為熱，醫不知其熱，仍以辛熱治其寒，愈嘔愈熱，愈熱愈吐，彼麥冬、蘆根，止嘔定吐，書有明文，尚不知用，何況石膏之大涼大寒乎？經驗方：石膏、麥冬、粳米、炙草。不知石膏為止嘔定吐之上品，《本草》未注其性，《內經》實有其文。經曰「諸逆上衝，皆屬於火，諸嘔吐酸，暴注下迫，皆屬於熱」是也。最好治者，虛。不專責之胃，而兼責之脾，脾具坤靜之德，而有乾健之運。虛難轉輸，逆而嘔吐，調理脾胃，乃醫家之長策，理中湯，人參、焦朮、乾薑、附子、炙草、大棗六君子湯，人參、焦朮、法半夏、茯苓、陳皮、炙草皆能奏效。

經曰：足太陰之脈，挾咽連舌本，是動則病舌本強，食則嘔是也。夫嘔吐，病之最淺者也，噎膈，病之至深者也，極為易辨。嘔吐，其來也猝；噎膈，其來也緩。嘔吐，得食則吐，不食亦有欲嘔之狀；噎膈，食入方吐，不食不嘔。嘔吐，或寒或熱或虛，外見寒熱與虛之形；噎膈，不食亦與平人一般。嘔吐不論年之老幼；噎膈多得之老人。嘔吐，脈有遲、有數、有虛；噎膈，脈緩。方書所論嘔吐，牽扯噎膈之文，噎膈半是嘔吐之方，有何疑似之難辨而茫無定見也。

昔在湘中，壺碟會友，一老醫曰：「吾治噎膈，得癒數人。」核其藥，曰附子理中湯，考其症，乃脾虛之嘔吐者。又一老醫曰：「吾治噎膈，得癒數人。」核其藥，曰黃連法夏湯，考其症，乃胃熱之嘔吐者。諺云：「藥能醫假病，人多得假名。」其即二老之謂歟！至於老人氣鯁，時常嘔吐，不可概以嘔吐論，亦不可遽以噎膈論。

蓋津少氣虛，難以傳送，古人刻鳩於杖，祝其無噎者，此也。孕婦嘔吐，法夏不犯禁例，且能安胎，《準繩》已詳言之。更有婦人，天癸來時，為風寒所襲，傳送肺經，血凝於肺，食入即嘔，一載有餘，醫家以尋常治嘔吐之法治之，或寒或熱，俱不見效，只以桔梗、紅花諸藥，去瘀生新，數劑而癒，此又不可不知也。

‖痿症不從脈論‖

《內經》痿論與痹論、風論，分為三篇，病原不同，治法亦異。方書多雜見於風痹論中，將經文混淆，後學迷離莫辨。按四體縱馳曰痿，經曰：「肺熱葉焦，則皮毛虛竭急薄，著則生痿躄。」又曰：

「帶脈不引，故足不用。」經之所言者，止痿於足耳，而分筋、肉、骨、脈痿。道人治之而癒者，則不止於足，而有頭痿、腰痿、手痿、一身俱痿。其論形體枯澤亦與經論稍有差池，而其治法，仍不外乎經義，不過於竭燥活血隊中，少加桂為之嚮導。篇中所論，以所見言。與風相近而實相遠。不仁不用，究非瘓非癱；《正字通》：「癱瘓，四體麻痹，筋脈拘急。」按諸醫書，發於左為癱，發於右為瘓，男多發左，女多發右。不痛不腫，實非瘈非瘲。筋急而縮為瘈，筋弛而緩為瘲，伸縮不已為瘈瘲。按：瘲，弛之瘲，外見風症。有即發即癒者，有歷一二日方癒而復發者，有周年半載而不癒者。語言依然爽朗，神氣依然清明，飲食形體依然不變不減，令醫有莫知所適從者。

考本草所注，黃柏、蒼朮為治痿之要藥，醫多不解，不敢輕用，而以為脾主四肢，純以補脾溫脾之品治之，致痿成終身者比比矣。間亦有幸用而獲效者，第知病之癒而不知病之所以癒，讀《內經》而恍然焉。經曰：「治痿獨取陽明。」陽明主潤宗筋，為濕熱所傷，宗筋不潤，弛而不能束骨，發而為痿。蒼朮陡健陽明經，黃柏清熱而堅骨，藥到病除，而後歎古人，名為二妙，實有妙不可言者。

夫病源不清，見其方而不敢用其藥；病源既

清，推其類可以盡其餘。麥冬能治痿者，經驗方：麥冬，粳米煮粥。濕熱蒸肺，肺葉焦而難以宣佈；乾地黃能治痿者，經驗方：乾地黃四兩，黃柏一兩，知母一兩，肉桂一錢，煉蜜為丸。濕熱傷血，血脈涸而不能養筋。本草所注，可以清熱而涼血者，皆可以治痿也。病自我識，方自我立。書傳古方，為後人之法程。明君臣之義，補瀉之理，非謂即以其方治病，南北之水土不同，古今之時勢不同，年齒之老幼不同，冬夏之寒燠不同，賦稟之厚薄不同，氣質之清濁不同，境遇之順逆不同，是在為醫者運用之妙，存乎一心，有是症必有是方。即不用黃柏、蒼朮可，即倍黃柏、蒼朮亦可。其或兼風、兼痹、兼虛，雜用治風、治痹、補虛，有何不可？至於脈，置之勿論可也。

風痹脈論

病有明醫能治，草醫能治，而大醫不能治者，風痹也。痹者，閉也，謂兼寒濕閉塞經絡而痛也。《內經》所以有風勝、寒勝、濕勝之分，而有行痹、痛痹、著痹之語。診其脈浮緊而弦，要歸於風，病發肝經，殃及肢體。中於骨則伸而不屈，中於筋則屈而不伸，中於血則凝澀而不流通。治之之法，羌活、防風疏其風；紫蘇、青皮行其滯；加皮、黃柏堅其骨；苡米、木瓜舒其筋；蒼朮、防己燥其濕；松節、茄根散其寒；人參、白朮補其氣；生地、秦歸活其血。有雜合之症，斯有雜合之方。經驗方：羌活、防風、石膏、側柏葉、黃松節、苡米、木瓜、秦歸、炙草、生地黃。倘鬱而為熱，脈數無倫，又當大泄其熱；閉而積寒，脈遲不來，又當重溫其經。

所謂明醫者，黑籍除名，丹經注字，儒、釋、道心歸一貫，天、地、人理統三才，名山考道，面壁九年，勝地棲身，足濯萬里。其於是症，外有以燭照五運六氣之淫邪，內有以洞鑒五臟六腑之亢害。用風藥為君，有用至數斤而癒者；用大黃泄熱，有用至數斤而癒者；用附子溫經，有用至數斤而癒者。大醫見之而咋舌，草醫見之而傾心也。草醫何以敢與明醫抗衡哉？是症經驗之方，有用之一世者，有用之二世者，有用之三世者，奇貨可居，匪伊朝夕矣。採藥於深山，虎穴《漢書》班超曰：「不入虎穴，焉得虎子。」蠶叢，《成都記》：「蠶叢氏，蜀君也。」李白詩：「見說蠶叢路，崎嶇不易行。」不辭登陟；教子於密室，鴉塗盧仝詩：「忽來案上翻墨汁，塗抹滿書如老鴉。」蚓跡，唐太宗《王羲之傳》論蕭子雲，擅名江表，然無丈夫氣，行行若縈春蚓，字字如綰秋蛇。大費躊躇。購米市鹽，信是傳家之寶；

枕流漱石晉孫楚欲隱居，誤云「枕流漱石」，王濟曰：「流可枕，石可漱乎？」楚曰：「枕流欲洗其耳，漱石欲礪其齒。」希圖待聘之珍。想其附耳低言，吾祖如是，而屢效焉；吾父如是，而屢效焉；吾身如是，而屢效焉。一卷之書，不從理解得之，不從藥性得之，而從經驗得之。乃知岩谷生苗，必非無故。舉凡玉女《爾雅注》：「似葛，蔓生有節，江東呼為龍尾，亦謂之虎葛，細葉赤莖。」睽姑，《爾雅注》：「鉤瓡也，一名王瓜，實如瓝瓜，正赤味苦。」雞頭鴨腳，《洛陽伽蘭記》：「牛筋狗骨之木，雞頭鴨腳之草，亦悉備焉。」無非逐風燥濕祛寒之品。妙手所得，適與是症相當，而與明醫吻合，所以大醫見草醫而驚訝，明醫見草醫而肅然起敬也。

世之所稱大醫者，我知之矣，非醫大也，補大之也。補何以大？藥大而醫亦大耳。其出門也，衣輕策肥，揚鞭周道，意氣可謂都矣；其診脈也，凝神閉目，兀坐終朝，經營可謂苦矣；其開方也，咀筆濡毫，沉吟半晌，心思可謂專矣。及閱其所撰之單，黃耆、白朮、附子、乾薑，詎知熱得補而益烈，寒濕得補而益凝，輾轉糾纏，釀成不用，可勝悼歎。蓋嘗微窺底蘊，其素所挾持者然也。咄咄逼人，獨會醫門之捷徑；揚揚得意，別開海上之奇

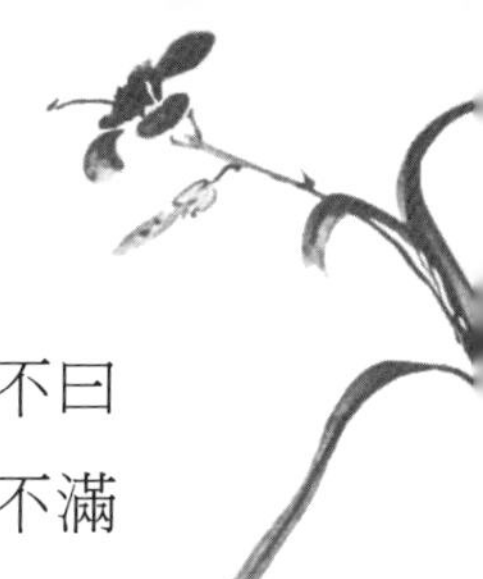

方。原未夢見何者為脾胃？何者為命門？開口不曰脾胃土敗，便曰命門火衰。本草千百味，約之不滿十味；古籍千百方，算來止用兩方。何分內外之傷，概歸一補；不論陰陽之症，總是一溫。《靈樞》《素問》，一筆可勾；《湯液》本草名，伊尹著。《難經》，百年難學。漢、唐、宋、元之書，許多闡發；張、朱、劉、李之論，徒事鋪張。從來醫書萬言，記得僅有三言；人心七竅，剖開全無一竅。譬彼冬蟲語冰，《莊子》：「夏蟲不可以語於冰者，篤於時也。」徒知有寒，不知有熱；方諸春蛙坐井，《莊子》：「井蛙不可以語於海者，拘於墟也。」韓愈《原道篇》：「坐井而觀天，曰天小者，非天小也。」不知有石，與實同音。只知有墟。與虛同音。可惜英雄將相，枉罹非辜；劇憐才子佳人，空傷不祿。午夜雞鳴，不作回頭之想；半生馬跡，悉是撟舌之方。結撟其舌而不能飲食，不能言語。大醫所以見明醫，引身而避；草醫見大醫，而羞與之為伍也。噫！明醫不世有，草醫不敢用，大醫之流毒，宜乎眾矣！

借題抒憤，嬉笑怒罵之中，寓有規勸創懲之意，即便若而人見之，定當俯首。蓋不復置生靈於死地也。南坡居士評。

老痰不變脈論

天下怪怪奇奇之症，診其脈，依然圓靜和平者，老痰也。夫痰之名不一，其源亦不一，皆足以變脈。唯老痰隱伏於腸胃迴薄之處，不關五臟，不傷六腑，故脈不變，但年積久而作祟。

以余所親自閱歷，怪症百出者言之：有耳初聞蟬基聲，次聞風雨聲，久之聞雷霆聲者；有目初見房屋欹斜，次見山川崩裂，後見平地沉陷者；有喜聞吉祥語，如言鄉會試、擢詞林，點狀元，則神完氣足，手舞足蹈，倘聞言凶事，如疾病災難、死喪之類，則氣絕神消而死者；有自覺一條蟲，由頭走至背，由背走至胸，若痛若癢，手莫可支者；有目見一隻白鼠，由壁走上樑，由樑走下地，呼人打鼠者；有目見一隻白貓兒，時走堂前，時伏書案，獅子尾，毛長寸許，潤澤豐滿，性馴可愛，招人觀玩者；有旦晝安靜，無異平人，夜不上床，時寐時寤，語言支吾，欲兩三人陪坐以待旦者；有日則舉動如常，飲食如舊，臨夜病症百出，莫可名言，呻吟床褥，直到天明者；有靜坐一室，只許妻兒相見，若見他人，心驚膽怯，無地躲避者；有見物與平人無二，及見小兒，只數寸高，大人不過尺許者；有神充氣足，到晚自揣必死，將家事一一吩咐妻兒輩，漸漸神消氣餒，儼然死去，醒則仍復其元，或數日一發，一月一發者；有睡至半月方醒，醒則氣體強健，飲食倍進，不過兩三日，又睡如初者；有一月方食，氣血不減，精神少衰者。皆竊取王隱君滾痰丸治之而痊癒者也。滾痰丸：青礞石一兩，沉香五錢，酒大黃、酒黃芩各八兩，又將礞石打碎，用焰硝一兩，同入瓦罐內，鹽泥固濟，曬乾，火煅，石色如金為度，研末合諸藥，水丸，臨臥時每服二錢五分，生薑送下。

惜隱君製其方，未言及於脈，醫無所據，不敢輕用。吾邑蔣渭浦諱熊藻著《九門奇方書》，以痰門居首，獨推此方，實為隱君之功臣。亦未會通乎脈，只可一人用之，而不可與眾人共用，遂使其書其方，庋之閣上，不大盛傳，苟知以脈證病，用滾痰丸直行所無事耳。

世之患怪怪奇奇之症者，一旦值此而沉痾頓除，王隱君濟世之婆心，得以闡明於世，即吾邑蔣渭浦創書之美意，亦幸當代之有傳人矣。

癎症脈論

諸癎病發，猝倒搐掣，叫吼吐涎。因其聲之

似，而有豬癇、馬癇、羊癇、牛癇、雞癇之分。溯其源，猝倒無知者，痰迷心竅也；搐搦抽掣者，風入肝經也。名雖不一，不外心肝二經。

經曰：「脈滑大，久自已；脈堅小，死不治。」有得之胎前者，兒在母腹，其母猝然受驚，痰氣逼入心肝，與本來氣血搏結成窠，此不可治者也；有得之懷抱者，小兒心肝有餘，神氣不足，偶有所觸，風動於肝，火發於心，神不守舍，痰涎蔓衍，浸淫乘其隙而入之，據以為主，此介於可治不可治者也；有得之成人者，外感風寒，內傷飲食，逆於臟氣，閉塞諸經，鬱而生痰，膠固心肝，此無不可治者也。

夫有桀驁不馴之虜，必恃斬關奪隘之才；有頑梗難化之梟，必需執銳披堅之勇。蓋負隅勁敵，非詩書所能啟牖，仁義所能漸摩，禮樂所能陶淑，不得不挽強弓，操毒矢，以摧其鋒而搗其窟。痰之凝結心肝，亦由是也。

彼挾心肝以淬其鋒，溫之而餘氛愈熾；據心肝以完其窟，和之而固壘難降；且脅心肝以成其黨而樹其敵，補之而邪焰鴟張。求其剽悍之性，直抵巢穴而能殺伐者，其唯礞石與麝香乎！可以撥亂而反正，能平肝下氣，為治驚利痰之聖藥。

余於是症，胎病無論已，小兒未曾診視，稍得成人，但脈浮大，概以礞石滾痰丸、麝香丸攻之，日服六君子湯一帖，得癒者無數。有服至一月癒者，有服至兩月癒者，以痰盡為度。

經曰「有故無殞」，不信然歟！《難經》訓顛為僵仆直視，與癇無異，進閱《內經》癲狂篇，亦大同小異。以為癇即癲者，非也，《內經》明有三條之論；以為癇不同於癲者，亦非也，所言癲癇兩相彷彿，姑闕之以俟參考。麝香丸方：法夏、膽星、陳皮、枳實、麝香、茯苓、青皮、炙草、生薑汁為丸。一方治小兒乳哮：薑蟲伴糯米，浸去浮沫，去米焙乾，研細末，米湯調服。

‖哮症脈亂無妨論‖

《內經》有喘無哮，至漢方哮喘並論。喘之源不一，哮之源只有冷痰入肺竅而已。夫肺為嬌臟，清虛之質，不容些毫芥蒂懸於胸間，其竅仰上，一有所入，則不能出。人而飲冰食果，積成冷痰，浸淫於內，是為痰母，物交物則引之而已矣。一為潮上，肺竅為之閉塞，呼吸亂矣。呼吸亂而二十七脈之迭見而雜出者，無所不至。其遇寒而發者，寒與寒感，痰因感而潮上也；其遇熱而發者，寒為熱蒸，痰因蒸而潮上也。必待鬱悶之極，咳出一點如魚腦髓之形而症斯癒，脈亦隨之而平。

本草所訓，性味猛烈，唯麻黃、砒石，可以開其關而劫其痰。麻黃能發汗，一到哮症，雖盛夏之月不發汗；砒石能傷人，一到哮症，雖羸弱之軀不傷人。有是症有是藥而卒不能除其根者，麻黃能通痰塞之路，而不能拔痰踞之窠；砒石能剿痰招之黨，而不能殲痰伏之魁。

藥到即癒，癒而復發者，此也：余嘗見少年患癆傷咳嗽吐血，體瘦脈數，敗症備矣，詢其素有哮症，癆無可治者，以二藥治其哮，得癒者數人。

又嘗見老人患上氣咳嗽，喘悶脈急不寐，困頓極矣，問其素有哮症，氣無可治者，以二藥治其哮，得癒者亦數人。「瑤池古冰雪，為肺擬冷痰」，斯言近之矣。

製砒石法：以淡豆豉曬乾研末一兩，砒石一錢，飯和為丸。

刺史家節庵，歷官四十年，解組歸里，年已七十矣，患哮喘不寐，服麻黃而癒，重一本之親，招諸玉砌，結三生之願，待聆金音，雅意殷殷，命著是篇。

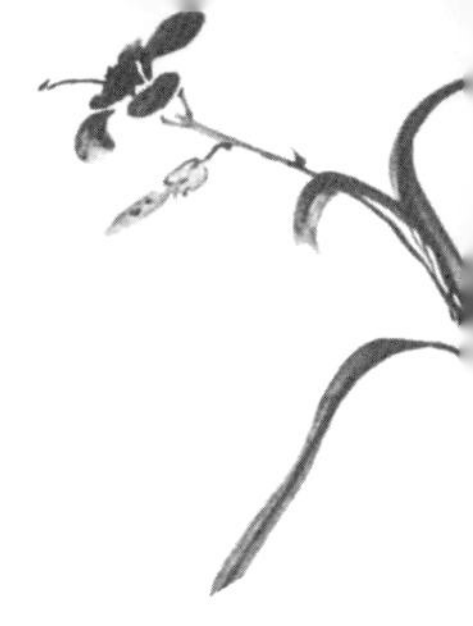

卷　三

溫病脈論

冬月傷於寒，即病者為傷寒，不即病而伏藏於中，至春隨陽氣發見者，為溫。其症頭疼項強，與傷寒無異，唯初起不惡寒，便發熱，脈數為異耳。傷寒由表入裡，不得不先發其表；溫病由裡達表，不得不先清其裡。所以溫病有誤汗無誤下之語。仲景著《傷寒》一書，自秋分後至春分前止，若春分後，則為溫矣。《內經》雖有先夏至日者為溫病之文，仲景雖有太陽病先發熱者為溫之論，晉唐以來，無人剖析傷寒、溫病，概以《傷寒》書治之，得失參半。治此症者，茫無主張，延至於金劉河間出，始著《溫論》。

有明喻嘉言復暢其說，溫病乃有圭臬，而仲景之書亦得以昭著於世。當此韶光明媚之天，三陽出於地上，十月純陰用事，在卦為坤；至十一月黃鍾應律，為複卦，則一陽生；十二月太呂應律，為臨卦，則二陽生；正月太簇應律，為泰卦，則三陽生。日麗風和，花香鳥語，一片春溫之氣，盎盎蓬蓬。盎盎，和藹之狀；蓬蓬，司空圖《二十四詩品》：「蓬蓬遠春。」故病亦名之曰溫。

輕則白虎湯，人參、石膏、粳米、知母、炙草。黃芩芍藥湯，黃芩、芍藥、炙草。葛根升麻湯，升麻、葛根、芍藥、炙草。重則三承氣湯，大承氣湯：大黃、芒硝、厚朴、枳實；小承氣湯：大黃、厚朴、枳實；調胃承氣湯：大黃、芒硝、炙草，薑棗引。無不應驗。間亦有先惡寒而後發熱者，仍以傷寒治之。

又曰：「冬不藏精，春必病溫。」蓋冬主閉藏，漏泄春光，杜詩：「漏洩春光有柳條。」邪之所湊，其氣必虛。古人婚姻六禮，定在桃夭之時，良有以也。余則謂熱蘊之極，必致煎熬腎水，遇體之充足者，但以前湯治之；倘體之虛怯者，不問精之藏與不藏，前湯中重加生、熟二地，以培其本。生地、熟地、黃芩、芍藥、貝母、生草。則二說不相歧而相為用矣，何必如喻嘉言之分疏其說也乎！

‖暑熱脈論‖

同時夏月病也，頭痛、身熱、面垢、自汗，而暑熱分焉。暑為陰邪，熱為陽邪，觀於天地可知

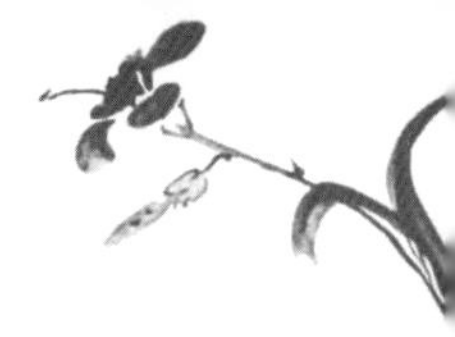

矣。炎風翕歘，草木榮而就枯；烈日薰蒸，溝洫盈而立涸。陽氣發散於外者，底裡必然虛空。源遠之井，清冷如冰；岩谷之風，寒淒若刺。

人，一小天地也。深居房室，靜坐不啻趨炎；奔走道途，周行常思蔭暍。陽氣發洩於外者，底裡亦必虛空，舉動心艱，肢體疲倦，居恒氣短，精力衰頹。故其為病，亦因其氣而感之耳。

其中暑也，感地竅之氣，陰與陰遇，頭痛身熱、面垢自汗，與中熱無異。而小便清利、大便溏瀉、嘔吐少氣、安靜好眠、脈則虛怯，亦有虛數者。較之中熱，大相徑庭焉。暑必傷氣，非黃耆不足以益其氣；暑必兼濕，非焦朮不足以燥其濕；暑必積寒，非附子不足以溫其寒。經驗方：附子、焦朮、黃耆、乾薑、苡米、扁豆、茯苓、炙草。

潔古曰：靜而得之為中暑是也。其中熱也，感天炎之氣，陽與陽遇，頭痛身熱，面垢自汗，與中暑無異，而小便赤澀、大便堅硬、胸滿氣喘、煩躁不眠、脈則洪數，較之中暑，殊隔天淵焉。熱甚發燥，非麥冬不足以清其燥；熱甚為毒，非黃連不足以解其毒；熱甚涸水，非豬苓不足以利其水。經驗方：麥冬、黃芩、澤瀉、焦朮、豬苓、茯苓、前仁、炙草。潔古曰：動而得之為中熱是也。

五行之中，唯火有二，所以五運而有六氣也。有六氣，因有風寒暑濕燥火六淫，熱即火病也。方書所注，有謂暑為陽邪，心屬離火，故暑先入心，吾不知置熱於何地？有將暑分陰症陽症，而火則牽扯諸火，亦知火乃六淫內之火乎？有以暑為夏月之傷寒，吾不知暑又是何病？千書一律，開卷茫然，總於五運六氣，未能細心體認。余因參互考訂，力為剖別，驗之於症，實有毫髮不差者。

‖痢症脈論‖

痢有不與世相遞嬗，而名則因時而變易。方策所傳，其來有自，不容不據古以準今。《素問》謂之腸澼，《難經》謂之裡急後重，漢謂之滯下，晉謂之秋燥，至唐方謂之痢。即其名而繹其義，便血曰雺，痛甚曰急；壅塞曰滯，皺裂曰燥，不利曰痢，痢之情形已顯示於稱名之表。歷代以來，揚攉指陳，不啻以暮鼓晨鐘，發人深省。

治是症者，顧可孟浪從事，翻欲緘縢扃鐍，《莊子》：「將為胠篋探囊發匱之盜，而為守備，則必攝緘縢，固扃鐍，此世俗之所謂知也。然而巨盜至，則負匱揭篋，擔囊而趨，唯恐緘縢扃鐍之不固也。」注：胠，開也。而置之死地乎？！當此暑炎方退，金飆初起，

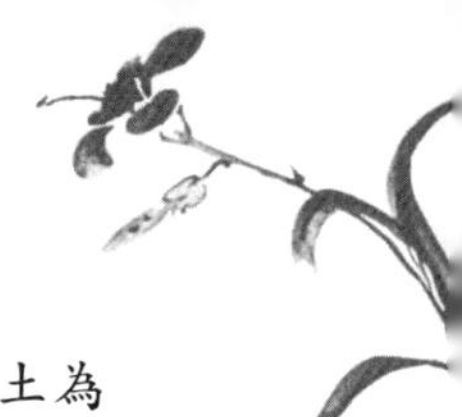

土間其中。土旺於四季，五、六得天地之中，以未土為正。熱、燥、濕匯於一時，三氣湊而為病。

有時行者，從皮毛入，微惡寒，腹痛，泄盡宿食方轉紅白。風之所過，行於一家，則病一家，行於一境，則病一境。有傳染者，從口鼻入，不惡寒，腹痛，隨泄宿食即轉紅白。氣之所觸，染於一人，則病一人，染於一方，則病一方。

於斯時也，撫枕席而興嗟，何分男女；如廁坑而抱痛，《左傳》：「晉景公有疾，將嘗麥，如廁，陷而卒。」莫測死生。天氣陰晴，垢聞一室；燈光明滅，呻徹五更。飫膏粱者無論已，可憐寒士當災，朋盡回車，難邀甲戌之峙，《書．費誓》：「甲戌峙乃糗糧。」人皆掩鼻，徒傳庚癸之呼，《左傳》：「吳與魯會，吳子不與士共饑渴，大夫申叔儀乞糧於魯，大夫公孫有山氏對曰：『粱則無矣，粗則有之。若登首山以呼曰庚癸乎，則諾。』杜注：『軍中不得出糧，故為私隱。庚，西方，主穀；癸，北方，主水。』」

聚桑梓者猶可也，最苦旅人遠適，今雨不來，杜甫詩：「舊雨來，今雨不來。」誰恤零丁異地，文天祥詩：「惶恐灘頭說惶恐，零丁洋里歎零丁。」聞風爭避，哪管客子離鄉。儒者考古今之得失，證一己之功修，於是證而果參上乘焉。

本來惻隱之心，自應以之普度也。喻嘉言曰：「初用辛涼以解表，次用苦寒以清裡。」劉河間曰：「調氣則後重自除，行血則膿血自止。」余於痢之時行初起者，而宗嘉言焉，疏經絡而驅邪，敗毒散，人參、羌活、獨活、柴胡、前胡、川芎、枳殼、桔梗、茯苓、炙草。克壯元老之猷；於痢之傳染初起者，而宗河間焉，和營衛而導滯，芍藥湯，芍藥、歸尾、黃芩、黃連、大黃、木香、檳榔、肉桂、炙草。允占丈人之吉。及其歸宿，鬱則為熱，試診其脈，未有不數者，所以香連丸黃連二十兩，吳萸十兩同炒，去吳萸，木香四兩八錢，不見火，共研末，醋糊為丸。為治痢之總方。

顧在表忌用者，邪猶未入於裡也；久病難用者，恐重傷其生氣也。昔趙養葵以六味地黃湯治傷寒，人譏為趙氏之創見；而下多傷陰，余嘗以六味湯治痢，此又余之創見也。如果脈虛自汗，赤白將盡，真人養臟湯，粟殼、訶子、肉豆蔻、木香、肉桂、人參、白朮、秦歸、白芍、甘草，寒甚加附子。一方無秦歸。訶子散，粟殼、訶子、乾薑、陳皮，為末空心服。俱可酌而用之。夫痢不分赤白，既出於熱，翻服辛熱而癒者，附子、肉桂、乾薑、焦朮、砂仁、炙草。此乃從治之法。

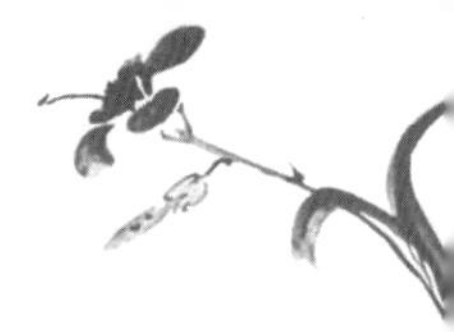

蓋人之稟賦，有寒有熱，邪熱之中人，每從其類而化。辛熱藥能開鬱解結，使氣血得以宣通，特宜於以寒化熱之人，若遇以熱化熱而誤用之，其禍將不可勝言矣！存心濟世者，倘遇以寒化熱之痢，用溫補而大獲其效，慎毋執以為例。

破古來之疑團，導後起以前路，有功斯世之文，定當不磨。南坡居士評。

瘧疾脈論

儒者讀書十年，窮理十年，自謂於醫已通三昧。及其視病，兩相齟齬，不歸責藥肆之假，便諉咎染病之真，與之強辯無庸也，請試之治瘧。

夫瘧，病之淺而顯者也，最易足以驗醫之得失。世之用劫藥而徼幸以取功者，不在此論。如果堂堂之陣，正正之師，而百戰百勝焉，庶可懸壺都市，《後漢書》：「費長房者，汝南人也。為市椽，市中有老翁賣藥，懸一壺於肆頭，及市罷輒跳入壺中，市人莫之見，唯長房於樓上觀之，異焉，因往再拜，翁乃與俱入壺中。唯見玉堂嚴麗，旨酒甘餚，盈衍其中，共飲畢而出。後乃就樓上候長房曰：『我神仙中人，以過見責，今事畢當去。』」負籠鄉邦。《唐書》：「元行沖博學，狄仁傑重之，行沖數規諫仁傑且曰：『明公之門珍味多矣，請備藥物之末。』仁傑笑曰：『吾藥籠中物，何可一日無也。』」猶是投之罔效，屢易其方。

古籍粃糠，空披萬卷，寒窗燈案，辜負十年。經曰：「邪氣客於風府，循膂而下，背脊骨兩旁曰膂，並項骨三椎，至尾骶骨二十四椎。其氣上行。」由尾骶骨上行。九日出於缺盆，肩下橫骨陷中。

余讀經文，而知瘧脈之所以弦也，軀殼之內，臟腑之外，屬半表半裡，而邪居之宜。脈之弦，與少陽同。是故風無常府，以所中處為府。其中頂骨也，三陽之脈皆上於頭，陽明之脈循髮際至額顱，邪氣並於陽明，令人頭痛，灑淅寒甚，久乃熱，則為陽明之瘧；少陽之脈，上抵頭角，下耳後，邪氣並於少陽，令人頭痛，寒不甚，熱不甚，惡見人，則為少陽之瘧；至於太陽之脈，從巔入絡腦，還出別下項，正過風府處，故頭痛、腰痛、體重、寒從背起。所以中於陽者，太陽之瘧居多。

其中骶骨也，三陰之脈皆發於足。太陰之脈上膝股，內入腹，邪氣並入太陰，令人足軟，不嗜飲食，多寒熱，則為太陰之瘧；厥陰之脈入毛中，繞陰器，邪氣並入厥陰，令人足軟，小腹滿，小便不利，則為厥陰之瘧；至於少陰之脈，上股後廉直貫膂，正當風府處，故足軟，嘔吐甚，多寒熱，熱多

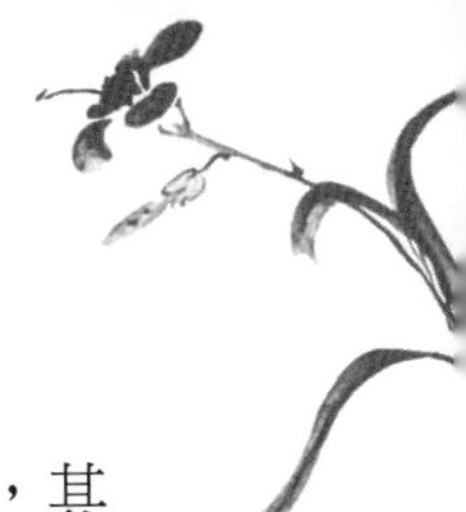

寒少。所以中於陰者，少陰之瘧居多。

其中於陽也，陽氣漸入於陰分，日下一節，其行也遲，故其作也，日晏一日，難癒；其中於陰也，陰氣轉入陽分，日上二節，其行也速，故其作也，日早一日，易癒。

治之之法：瘧在三陽，則以三陽治之；陽明經症：葛根、升麻、黄芩、芍藥、草果、炙草，薑棗引。陽明腑症：大黄、芒硝、檳榔、厚朴、炙草，薑棗引。少陽症，青皮飲：青皮、厚朴、柴胡、黄芩、法夏、雲苓、白朮、草果、炙草，薑棗引。太陽經症：麻黄、桂枝、杏仁、炙草，薑棗引。太陽腑症：焦朮、茯苓、豬苓、桂枝、澤瀉、草果、炙草，薑棗引。瘧在三陰，則以三陰治之。附子理中湯加草果，統治三陰。玉竹、焦朮、乾薑、草果、炙草、附片，薑棗引。倘弦化脈虛有汗，但輔其正氣而邪自除，則統陰陽而溫補之，經驗方：黄耆、焦朮、附子、首烏、秦歸、玉竹、草果、茯苓、炙草，薑棗引。未有不隨手而效者。

《機要》曰：「瘧有中三陽者，有中三陰者，其症各殊，同《傷寒論》，知治傷寒，則知治瘧。」余謂第知治傷寒，猶不足以治瘧，知傷寒矣，而知邪客風府，則足以治瘧矣。

所同於傷寒者，症；所異於傷寒者，脈。傷寒之脈，隨陰陽變遷；瘧症之脈，一弦字貫徹。知所以治傷寒，而於陰陽勝復之理，邪正交戰之時，臟腑行經之穴，無不灼知之矣。業醫者，欲驗一己之功修，請自試之治瘧。

梅邑鄒子文、蘇學富，山海同庚友也。卅載前辨難《靈》《素》《難經》及《金匱要略》，獨於瘧而三致意焉。近聞老而益壯，著論沉吟，恍同一堂。

‖傷風脈論‖

六淫以風為首，人觸之為傷風，憎寒。壯熱、頭疼、身痛、嘔吐、口渴、脈浮而數。

張元素著羌活湯，羌活、防風、黃芩、白芷、川芎、蒼朮、細辛、生地、炙草，薑蔥棗引。不犯三陽禁忌，允稱治傷風神方。且冬可以治寒，春可以治溫，夏可以治熱，秋可以治濕，為諸路之應兵。但夏月傷暑，脈虛身熱，在所禁耳。旅店山居，醫難猝辦，皆可自檢其方而用之。

論未竣，客有笑於旁者曰：「世當叔季，元氣衰薄，雖傷風亦當用補，豈可概以羌活湯為治外感之總劑乎？」余勃然曰：君言時當叔季，對洪荒而言，在岐黃撰《靈》《素》二經，已言叔季，何況

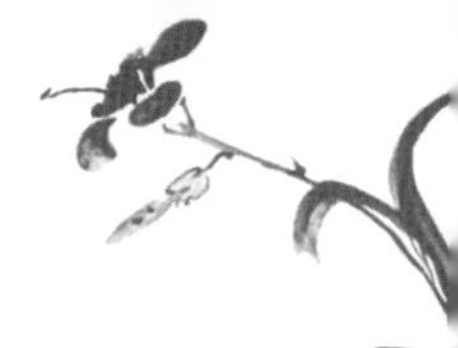

今日。至所言元氣衰薄，謬亦甚矣。

欲知今時，當觀已往。孔子刪書，斷自唐虞，唐虞以前，無論已。儒者侈言夏後殷周之盛。夏都安邑，四百四十一年，歷年多者，僅見一二；商都於亳，六百四十四年，歷年多者，亦僅見一二；周都豐鎬，八百七十四年。視夏商之元氣較厚，武王九十三，穆王百有四歲。信史豔稱而長壽者，尚不止二君，以及柱下吏、漆園叟、關令尹、王子晉，接踵而生，三代之元氣如是云云。

經嬴秦二世，耗散殆盡。西漢都於長安，二百十有三年，高祖五十三，武帝七十一，餘無五十之壽；東漢都於洛陽，一百九十六年，光武六十三，明帝四十八，餘無四十之壽。猶幸以壽名世者，黃石公、赤松子、東方朔、魏伯陽，有數可紀。自漢末歷魏晉五代，元氣衰薄極矣。

四百餘年中，在位一二年居多，享壽一二十過半。迄唐大統歸一，元氣方轉，二百八十九年，君之五十餘歲者，猶數數覯。為之臣者，許旌陽、孫思邈、鍾離權、呂岩類，皆以壽稱。

由後梁五代，以至宋、元、明，元氣又寢衰矣。七百餘年中，位無五十年，壽少五十歲，其時若陳摶、張平叔、冷謙、周顛而外，壽不概見。歷代元氣，彰彰可考，天運循環，無往不復。

逮及我朝，元氣大轉。以一萬八百年為一時計之，堯舜在中天之初，距今四千餘年，今正當中天之中。膺彼蒼之眷顧，代見聖人之生；鍾維岳之精靈，世徵仁者之壽。貞元會合，間氣渾涵。滌環宇之妖氛，宏開壽域；躋斯民於渾噩，普樂春台。雨時暘若，海宴河清；五星聯珠，兩曜合璧。一時應運生者，相皆耄耋，人率期頤。廣洛浦之耆英，《宋史》：「文潞公彥博，結洛陽社十三人，唯司馬溫公光，年未七十，其餘俱八十、九十老人，謂之洛社耆英會。」屢屢開千叟之宴；集香山之人瑞，潛確《類書》：「白樂天年七十，以刑部尚書致仕，自號香山居士。會老年宴集於履道里，合之得九人，皆年高致仕者。人慕之，繪為九老圖。」在建百歲之坊。

余家世居邵邑，濆水之湄，龍山之麓，同時百歲者五人：水之北，盧老、羅老、一婦歸黃；山之南，一婦歸呂、一婦氏唐。而八十、九十者，指不勝屈。一武庠石輯五，年已八十矣，弓著六鈞，矢穿七札，演劇猶作小旦之音。即余門一領青衿，相傳五代。曾祖元愷公，冊名周土儁；祖存仁公，冊名周良階；父誕登，冊名周道岸。俱年愈八十，詳於乘冊。外祖黃正禮九十七，在黌門八十有三。母舅

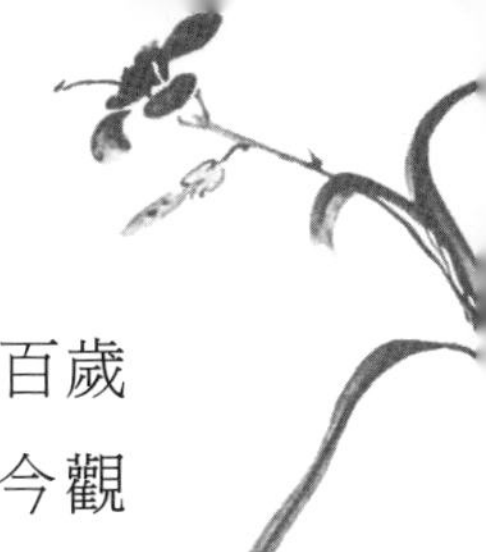

黄文鐸九十三，為孝廉六十餘二。「世上難逢百歲人」，古人語也，想古來百歲者最難覯，以今觀之，當易之曰：「世上隨逢百歲人」；「人生七十古來稀」，唐人詩也，想唐時七十歲者亦稀有，以今觀之，當易之曰：「人生七十世間多」。元氣之足，稟賦之厚，三代以來，未有如我朝之盛者。治病者亦唯率由舊章焉耳，傷風漫雲補乎哉！

借傷風一症，闡明貞元會合，天運循環之理，皆由一部廿一史，爛熟胸中，故說來鑿鑿可據。南坡居士評。

‖傷寒脈論‖

《傷寒》一書，後漢張機所著，發明《內經》奧旨，啟萬世之章程，為醫門之秘訣。其文佶屈，其義窔突，其方簡峭而精闢。有志集注，適有養胎之舉，托跡昭潭，連源黃德安，同里舊交，寄居潭市，主於其家，慫恿著論，力救時世。客舍清閒，竊舉茅廬誦讀時所心得者，提要成篇，姑從簡略。攜稿詣省垣，衡邑成子凝秀，故人新吾子也，隨謄真以補前刻。

經曰：「傷寒一日，巨陽受之。」一日，一次也，不以日數拘。巨陽，太陽也。太陽，經也；膀胱，腑也。經脈從顛絡腦，夾脊抵腰。受之，受其邪也。時值觱發栗洌，有寒有風，寒為陰邪，傷營；風為陽邪，傷衛。

其中風也，經先受其風。桂枝症，不以病名病，而以藥名病者，重乎其藥也。脈浮而緩，頭痛項強而惡寒，有風不皆無寒。過時即熱，有汗，鼻鳴而惡風。倘消渴而小便不利，邪入膀胱腑之衛分矣，五苓散主之。

其中寒也，經先受其寒。麻黃症，脈浮而緊，體痛，統頭痛、身疼、腰痛、骨節疼痛而言。嘔逆而惡寒，歷時方熱，無汗喘滿而惡風。有寒不皆無風。倘如狂鬱熱衝心而小腹急結，鬱熱不行。邪入膀胱腑之營分矣，桃核承氣湯主之。大青龍湯治風寒兩中經而煩躁，寒鬱於外，熱蒸於內，陰陽攻擊。小青龍湯治風寒兩中腑之乾嘔。小便不利，心下有水氣，乾嘔，或兼咳，兼渴，兼噎，兼喘。

中風經症：桂枝湯。桂枝、芍藥、甘草、生薑、大棗。服已須臾，飲熱稀粥以助藥，溫覆一時許，取微汗。發汗遂漏不止，惡風，小便難，四肢微急，難以屈伸，桂枝湯加附子。發汗後而喘，麻黃、杏仁、甘草、石膏。

中風腑症：五苓散。豬苓、茯苓、澤瀉、白朮、肉桂。

中寒經症：麻黃湯。麻黃、桂枝、杏仁、甘草，溫服覆取汗。發汗不解，反惡寒者，虛故也，芍藥、炙草、附子，三味溫服。發汗後身疼痛，脈沉遲者，桂枝、生薑、人參、芍藥、甘草、大棗。發汗過多，叉手冒心，心下悸欲得按者，桂枝、炙草，二味煮去滓頓服。未經汗下，脈沉，當溫其裡，宜四逆湯，附子、乾薑、炙草。未經汗下而心悸而煩者，小建中湯，桂枝、芍藥、炙草、生薑、飴糖。

中寒腑症：桃仁承氣湯。桃仁、桂枝、大黃、芒硝、炙草。發汗，若下之，懊憹不得眠，胸中窒礙者，梔子十四枚，香豉四合，煮去滓溫服，得吐則止。大下後，惡寒痞結，桂枝湯先解惡寒，大黃、黃連，二味煮去滓，溫服以攻痞。心下痞而復惡寒汗出者，附子瀉心湯，大黃、黃連、黃芩、附子。

風寒兩中經症：大青龍湯。麻黃、桂枝、炙草、杏仁、生薑、大棗、石膏。

風寒兩中腑症：小青龍湯。麻黃、芍藥、五味、甘草、乾薑、半夏、桂枝、細辛。渴去半夏加瓜蔞；噎去麻黃加附子；小便不利，小腹滿，去麻黃加茯苓；喘去麻黃，加杏仁；發汗，若下之，病仍不解，煩躁者，茯苓四逆湯主之，茯苓、人參、炙草、乾薑、附子。

「二日陽明受之。」陽明，經也；胃，府也。經脈起鼻額，循鼻外，繫目系。居戊土之鄉，原稟坤靜；攝離火之纂，陽明純熱。反攬乾則。脈浮而大，煩渴目痛，鼻乾不得眠者，陽明經病也；脈浮而實，潮熱譫語，腹滿、大便硬者，胃家府病也。經病治以白虎湯，府病治以三承氣湯，其為正陽明則然。六經雖分陰陽，而宰之者陽明，為六經之所朝宗，即為六經之所歸宿。

三陽有類聚之條，三陰有轉屬之症。太陽陽明，不更衣不大便而無所苦；約脾丸。少陽陽明，時煩躁而大便難；以法治之。大實腹痛，陽明雜見太陰之篇桂枝大黃湯。土燥水乾，陽明混入少陰之類，急下之。脈滑而厥，裡有熱，白虎湯。厥陰中亦有陽明。隨經而見，妙蘊無方。

陽明經症：白虎湯。石膏、粳米、知母、炙草。錢仲陽葛根湯。葛根、升麻、白芷、炙草、大棗、生薑。

陽明腑症：三承氣湯。汗吐下後微煩，小便數，大便硬。小承氣湯，大黃、厚朴、枳實；腹脹滿，調胃承氣湯，大黃、炙草、芒硝；不大便，發熱汗多，大承氣湯，大黃、厚朴、枳實、芒硝。太陽陽明，脈浮而澀，麻仁約脾丸，麻仁、芍藥、枳實、大黃、厚朴、杏仁；少陽

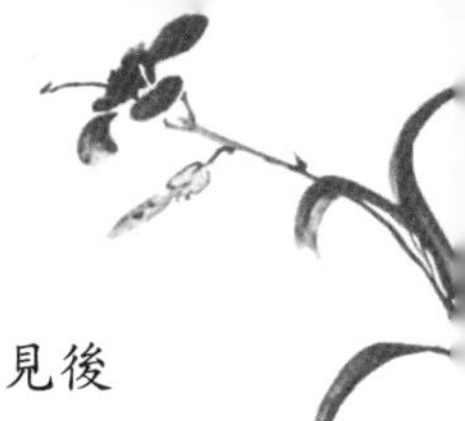

陽明，以法治之，相胃家虛實加減下。桂枝大黃湯，見後文陰急下之大承氣湯。

備錄陽明症方。身黃如橘子色，小便不利，茵陳蒿湯，大黃、茵陳、梔子。身黃發熱，梔子、黃柏、炙草。

「三日少陽受之。」少陽，經也；膽，府也。經脈循脅絡耳。兼木火之德。屬甲木，寄相火。司出入之門入太陽，出太陰。邪犯經，胸滿脅痛而耳聾；邪犯府，口苦膽熱上蒸、嘔逆膽熱上衝。而目眩。膽熱上薰，脈之大者，變而為弦；症之熱者，轉而似瘧。居陰陽之界，半表半裡。通陰通陽；無汗下之方，禁汗禁下。邪正相持，進退互掎，小柴胡湯為和解少陽之統劑，而其變則有辨焉者。嘔逆膽熱而腹痛胃寒，黃連湯分理陰陽；嘔吐而硬胃實、煩，鬱熱，大柴胡湯雙清表裡。宜應手而解，方工勿藉口於和為套。

小柴胡湯：柴胡、黃芩、人參、法夏、炙草、生薑、大棗。胸中滿而不嘔，去法夏、人參，加瓜蔞仁；渴去法夏，加人參、花粉；腹痛去黃芩，加芍藥；心下悸，小便不利，去黃芩，加茯苓。黃連湯：黃連、炙草、乾薑、人參、桂枝、半夏、大棗。大柴胡湯：柴胡、半夏、枳實、大黃、黃芩、芍藥、生薑、大棗。備錄少陽症方：胸脅微結，小便不利，柴胡、桂枝、乾薑、花粉、黃芩、牡蠣、炙草。服柴胡湯已，反渴以陽明治。

「四日太陰受之。」太陰，經也；脾，藏也。經脈布胃中，絡於嗌。邪入陰分，經臟齊病。陰陽變態之妙，有不見其朕兆。陽邪入陰，尺寸皆沉，腹滿吐食自利。有腹滿時痛之寒症，理中丸。即有腹滿實痛之熱症，桂枝湯加大黃。有得食緩吐之寒症，理中丸通治。即有得食即吐之熱症，乾薑黃連湯。有自利不渴當溫之寒症，理中丸通治。即有自利腐穢當下之熱症，大承氣湯。

蓋人之形有厚薄，氣有盛衰，臟有本寒本熱，每從賦稟以為轉移。如必以直中為寒，傳經為熱，其何以解仲景寒熱並論列於四日？

理中丸：人參、白朮、炙草、乾薑，搗碎蜜和為丸，如龍眼大，以沸湯和一丸，研碎溫服。乾薑黃連湯：乾薑、黃連、人參。

「五日少陰受之。」少陰，經也；腎，藏也。經脈系舌本。生人之命蒂，安危繫於少陰。病則脈細欲寐，自利發厥，手足冷曰厥。口乾舌燥，渴欲引水自救。無奈水火同宮，辨別最宜分曉。挾水而動，則為陰邪；挾火而動，則為陽邪。陰邪脈沉細而遲，陽邪脈沉細而數。陰邪但欲寐，身無熱；陽邪雖欲寐，心多煩。陰邪下利清穀，陽邪下利清水。陰邪面赤而裡寒，小便白；陽邪手足厥而裡熱，小便赤。陰邪口乾舌燥而帶和，陽邪口乾舌燥而至裂。陰邪渴欲引熱水以自救，陽邪渴欲飲溫水以自救。臨症審視，只爭芒芴。

寒症方。身體痛，附子湯：附子、茯苓、人參、白朮、芍藥。四逆湯通治：炙草、乾薑、附子。下利，白通湯：蔥白、乾薑、附子。手足冷，煩躁欲死，吳茱萸湯：吳萸、人參、生薑、大棗。

熱症方。心煩不臥，黃連湯：黃芩、黃連、芍藥、雞子黃、阿膠。咽痛，甘桔湯：甘草、桔梗。口爛咽乾，大承氣湯。自利清水，色純青，心痛，口乾，大承氣湯。

「六日厥陰受之。」厥陰，經也；肝，藏也。經脈繞陰器，抵小腹，貫心膈。傳經而至厥陰，在時為丑，在歲為冬，在卦為坤。脈細肢厥，厥，逆也。四肢以溫為順，以冷為逆。煩渴囊縮，症則猶是也，而治法懸絕。漏盡更殘，四望陰霾，而有純寒無熱之症；天寒地凍，滿腹陽春，而有純熱無寒之症；陰凝於陽必戰，其血元黃，而有陰陽錯雜之症。彼純寒而厥，當歸四逆湯，夫人而知之。熱愈深，厥愈深，純熱之厥甚於純寒，非急下不足以救水，醫將何以決之？脈數、咽乾、小便赤。而況陰陽錯雜者之眩人耳目乎？當此陰盡陽回，晦朔交卸之時，仲景立烏梅丸以安蛔，其實統陰陽而治。醫而知治厥陰，醫道其庶幾乎？

純寒症。當歸四逆湯：當歸、桂枝、芍藥、細辛、通草、甘草、大棗。下利清穀，裡寒外熱，汗出而厥者，通脈四逆湯。

純熱症。急下，大承氣湯。

陰陽錯雜症：烏梅丸，烏梅三百枚，細辛六兩，乾薑十兩，黃連十六兩，當歸四兩，附子六兩，蜀椒四兩，桂枝六兩，人參六兩，黃柏六兩，上十味，異搗篩，合治之，以苦酒漬烏梅，一宿去核，蒸之五升米下，飯熟搗成泥，和藥令相得，內臼中與蜜杵二千下，如梧桐子大，先食飯，服十丸，日三服，稍加二十丸。禁生冷、滑物、臭食等。

備錄：脈滑而厥，裡有熱，白虎湯。

夫三陰三陽，班班可考，而有治表裡急，治裡表急，陰同乎陽，為兩感。太陽少陰同病，陽明太陰同病，少陽厥陰同病。余讀經文莫治，仲景無方，不禁憮然三歎焉。竊意表重於裡者，以裡為主，稍解其表；裡重於表者，純治其裡。管窺之見，不敢告人。

壯遊四方，而以此法活人居多。偶撿李梴《傷寒論閱》，亦有是說。余生也晚，安敢並駕古人？不謂理之所在，古今人所見有略同也。岐伯、仲景有知，其將許我友李梴為徒乎？若世所傳大羌活湯則吐棄之矣。至於合病、並病、壞病、勞復、食復、飲酒復、陰易、陽易、陰陽易，六經精透，舉而措之裕如。一百一十三方，採方總撮要領；三百九十七法，注法悉本原文。煉就長沙仲景為長沙太守，人稱張長沙。之明珠，化作涅槃佛說法處。《金剛經》：「人涅槃而滅度之。」之舍利。牟尼珠名舍利子。

‖瘟疫脈論‖

春溫、夏熱、秋涼、冬寒，乃天地之正氣，人感之而病者，為正病。久旱亢槽，淫霖苦潦，《洪範》：「一極備，凶，一極無，凶。」注：極備，過多也；極無，過少也。唐孔氏曰：「雨多則澇，雨少則旱。是極備亦凶，極無亦凶。」雨暘寒燠之不得其正者，為四時之沴氣。

氣輪歲會，五運甲己化土，乙庚化金，丙辛化水，丁壬化木，戊癸化火。土運臨辰戌丑未，金運臨申酉，水運臨亥子，木運臨寅卯，火運臨巳午。運氣與地支年辰相會，故曰歲會。

運值天符。六氣，子午之歲，少陰火司天，陽明金在泉；卯酉之歲，陽明金司天，少陽相火在泉；丑未之歲，太陰土司天，太陽水在泉；辰戌之歲，太陽水司天，太陰土在泉；寅申之歲，少陽相火司天，厥陰木在泉；己亥之歲，厥陰木司天，少陽相火在泉。大寒至小暑，司天主之；大暑至小寒，在泉主之。火運之歲，上見少陽；土運之歲，上見太陰；金運之歲，上見陽明；水運之歲，上見太陽；木運之歲，上見厥陰。歲運與司天合，故曰天符。

水火木金之各據其偏者，為八方之厲氣。合厲與沴，釀而為毒，人感之而病者，為瘟疫。雜見於四時，在春，謂之春瘟；在夏，謂之熱病；在秋，謂之晚發；痢亦名晚發。在冬，謂之寒疫。

《內經》著於岐伯，詳五疫之文，《內經・刺法論》帝曰：「余聞五疫之至，皆相染易，無問大小，病狀相似。不施救療，如何可得不相移易者？」岐伯曰：「不相染者，正氣存內，邪不可干。避其毒氣，天牝從來？復得其往，氣出於腦，即不干。邪氣出於腦，即先想心如日，欲將入於疫室，先想得青氣自肝而出，左行於東，化作林木；次想白氣自肺而出，右行於西，化作戈甲；次想赤氣自心而出，南行於上，化作焰明；次想黑氣自腎而出，北行於下，化作水；次想黃氣自脾而出，存於中央，化作土。五氣護身之畢，以想頭上如北斗之煌煌，然後可入於疫室。」

周禮掌於方相，聿嚴逐瘟之令。《周禮》方相氏掌蒙熊皮，黃金四目，元衣朱裳，執戈揚盾，帥百隸而時儺，以索室驅疫。《曲禮》：「季冬、大儺月令，九門磔攘尼山，於鄉人行儺。朝服而立於阼階，皆古聖節宣燮理之義，故民無夭札，得以嬉遊於光天化日之宇，誠盛事也。後世踵而行之，猶是生養斯民之至意。方書之逐瘟者，其立心亦如之。良相良醫洽為一手。」其為瘟也，稱名攸異，大頭瘟、軟腳瘟、蝦蟆瘟、疙瘩瘟；其為斑也，形容各殊，赤霞斑、紫金斑、綠雲斑、黑砂斑。互相傳染，大小相似。初起，邪氣客於募原，《難經・六十七難》：「五臟之募，皆在腹；五臟之俞，皆在背。」原即腧之根本。募原，軀殼之裡經脈所繫之處。頭微痛，或不痛，微惡寒，或不寒，但一於熱，脈數無倫，沉沉默默，到夜尤甚。

鬱遏之極，邪從表出，謂之外潰，或大汗鼻血，隨汗與血而解。若邪侵胃腑，則內潰矣，瀉則完穀不化，結則堅硬如石，胃枯腸腐，舌黑唇青，無所不至。是為天地之毒氣，常以肅殺而為心。激一己之心肺肝腸，魂飛魄走，捧心憔悴之形，愁雲遍野；環四境之鄉間裡黨，鬼哭神號，滿目淒涼之色，毒霧蔽空。唯不知其毒而妄治之，盈城盈野，死於非命；知其毒而善調之，沿門沿戶，立起沉痾。

其在未潰之初，毒猶盤踞募原，驅伏魔，全憑草果；破堅壘，須藉檳榔。吳又可達原飲：檳榔、草果、厚朴、知母、芍藥、炙草、黃芩。嘉靖己未，江淮大疫，用敗毒散倍人參，去前胡、獨活，服者盡效。萬曆己未大疫，用本方復效。大抵毒在募原，加參於表劑，元氣不因表而受傷；以表劑而加參，毒氣不藉參而助瘧。與達原飲用知母、芍藥同參。至於內潰，兩方俱無用矣，唯有一下再下之法。毒而外潰，漸殺其勢矣，即貝母、柴胡，可以和其事，經驗方：柴胡、生地、貝母、黃芩、銀花、生甘草，茅根引。毒而內潰，愈縱其悍矣，非芒硝、大黃，奚能奏其功？經驗方：芒硝、大黃、檳榔、厚朴、枳實、炙草，薑棗引，下以毒盡為度。

知斯三門，病無遁形；設方攻毒，妙在一心。三門：初中募原、外潰、內潰。精透三門之奧，不過借達原飲、經驗方為之榜樣。道人自瓶缽以來，所過省垣、郡邑，遇是症，全活約計數千，並無一定之方藥。倘備錄其案，即此一症，可以盈箱。夫瘟疫乃四時不正之氣，溫乃四時之正氣，性命攸關，最宜分別。景岳《瘟疫門》中，抄寫溫病及傷寒之經文，雜湊成章，毒害蒼生者，莫此書為甚。陽犯醫門之刑，喻嘉言著《醫門法律》。擢發難數；陰設海底之獄，阿鼻難逃。鐵鋑鉊注：大海之底，有石名沃燋，縱橫八萬四千里，厚二萬里，下有八大地獄，八名阿鼻地獄。若吳又可，其於瘟疫，根源雖未必解透，細閱吳又可《瘟疫論》，從《內經・瘧論》「邪氣客於風府，橫連募原」悟出。其撰之方，即從前人截瘧方化裁，真千古慧心人也。至其所論傷寒少而瘟疫多，世醫執其說，凡偶感風寒，便曰瘟疫。一言之誤，貽禍千秋。而其治法極為精微，劉、李、朱，實為岐黃功臣。

拈一毒字詮題，設方以活生靈。南坡居士評。

‖室女脈數反吉論‖

小兒純陽，脈常有六七至，甚有八九至者。室女血盛，脈上魚際，亦常有六七至者。《脈經》但言脈上魚際，而不言數。余嘗見上魚際之脈，未有不數者。蓋脈即血也，血盛則脈長而洪；血衰則脈短而澀。室女貞元未虧，血海充滿，其脈之數，亦固其所。但得嬌姿豔麗，體態輕盈，謂之無病，可以勿藥。

唯是蘭閨寂寞，愁結多端，紗窗月靜，繡幕風清，時覺氣體不安，延醫調治，見其脈數而以為病，則誤矣。《脈經》曰：「脈數唯有兒童作吉看。」余即補之曰：「脈數室女亦應作吉看。」

月經脈論

坤，順德也，配乎健，則萬物化醇；女，陰象也，從乎陽，則萬物化生。圖書以七為少陽之數，逢陽則化，故七月生齒，七歲毀齒，二七十四而天癸至，是乃先天一點真陽之水，《易》所謂男女媾精，《禮》所謂一陽來復，水泉始動者，此物此志也。積四千八百之期，合一《大藏經》，於以充於中而溢於外。其象上應乎月，三五而盈，三五而缺，周三十日而旋轉如環，故稱經焉。

經者，正也，正直無私；經者，常也，經常不變。本坤之德，應月之精，以生男生女，原生生於不已。乃或為藥餌所傷，或以憂思而傷，孰為不及期，孰為過期，在前在後，無所不至矣。

夫不及期為熱，過期為寒，此其常也。亦有不及期為寒，過期為熱者，總分於遲數虛實之脈而已矣。其為藥餌傷也，過服寒涼，弊為鬱閉；過服溫補，弊見沸騰。

蓋血，陰也，喜靜而惡躁，靜則培養，躁則消亡。嘗見膏粱之家，未有妄服寒涼者。火鬱至極，不得已而斟酌服之。在醫士擅長，半屬溫補之方。胡為閨居氣滯，本非虛也，而以為脾虛，輒予以黃耆、白朮；閑坐寒生，本無寒也，而以為命門不足，輒予以附子、乾薑。至煎熬之極，或血因火動，一月數行；或血為火灼，數月一行。詎知不及期與過期之俱關於藥乎？其為憂思傷也，心地安舒，應期而至；心地抑鬱，愆期而來。

蓋血，營也，好聚而惡散，聚則充周，散則奔突。縱觀閭閻之眾，未有不樂安舒者。暴怒頻加，不期然而憂悶攻之。彼女子善懷，本多抑鬱之隱，甚至掣肘於翁姑，致血上溢，非有餘也，而以為血滿；罔顧其釁起勃溪，反目於夫婿，致血橫行，非不足也，而以為血虧；罔顧其悲由葑菲，至鬱積之久，或稍如其意，行則後期，或仍拂其意，行則前期，詎知前期與後期之皆繫於憂乎？由是觀之，傷於憂思而無子者，順其心，養其神，猶可挽回；傷於藥餌而無子者，誦其經，禱其佛，難以救復。

蓋天地之大德日生，而鼓其生機者，和風以散之，遲日以暄之，雨露滋培，土膏潤澤，自然生意婆娑。一經炎風之煽，烈日之焚，土脈焦枯，英華何由發越？天地猶是也，而生機倦矣。

人得天地之生以為生，而暢其生機者，靜攝乃氣，調和乃血，陰陽交錯，子宮溫暖，自覺生育綿延。一經燥熱之侵，辛溫之耗，血元羞澀，胚胎奚自結凝？人則猶是也，而生機絕矣。道人一瓢一笠，雲遊以來，見艱於嗣息求治者，盈門擁案。及閱前所服之藥，無非溫補之藥；詢前所延之醫，無非溫補之醫。比比皆然，令人萬不可解。顧考其服藥之初，亦覺與溫補相宜，氣體龐然而豐隆也，姿態嫣然而明媚也，飲食紛然而並進也。醫之用藥，即此厲之階耳。唯是瓦積之場，不堪黍植；塊存之體，安望熊占？所願蘭房淑媛，繡閣名姝，體坤之道，順月之恒，勿貪藥餌，唯葆幽閒，以符天地好生之德，庶道人救世婆心。亦不至詆為饒舌耳。

胎前全憑脈論

憑脈為的治病。而至胎前，其看症也，歷歷錄錄；其用藥也離離奇奇。黃芩，安胎者也；烏頭，傷胎者也。而胎當寒結，黃芩轉為傷胎之鴆血，烏頭又為安胎之靈丹。明黨、焦朮、砂仁、附片、建薑、秦歸、炙草。焦朮，安胎者也；芒硝，傷胎者也。而胎當熱結，焦朮反為傷胎之砒霜，芒硝又為安胎之妙品。芒硝五錢，滾水澄去滓，調生蜜服。

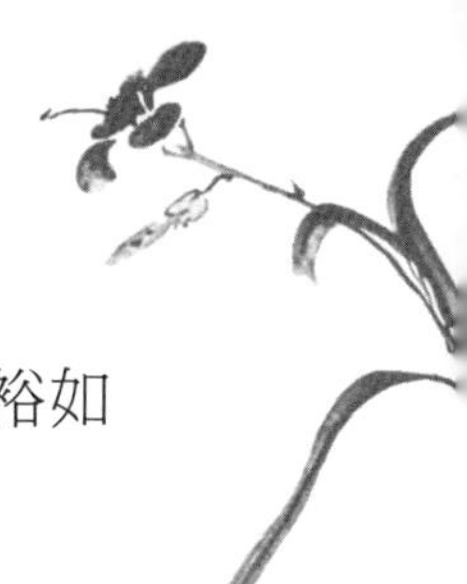

當此兩命相關，以安為傷，以傷為安，而用之裕如者，夫亦曰權其脈之遲結數促爾！

膽從脈出，而膽斯大；智從脈生，而知斯圓。無藥不可以安胎，無藥不可以傷胎，有何一定之方？有何一定之藥也乎？彼《本草》之注安胎，藥性之注禁服，不過為初學導之先路。夫胎症，其顯焉者也。由胎症而推，脈清而用得其當，信石蜈蚣，無非參苓耆朮；脈溷而用失其當，參苓耆朮，無非信石蜈蚣。

拘成見者，趙括讀父書而喪師，荊公用周禮而亂宋；知變化者，孔明添灶而退兵，楚王破釜而取勝。古今來，英雄成敗，止爭此一心之妙用，又何恤乎人言！

產後不憑脈論

百脈空虛，瘀血留滯，二語足以括盡產後諸病。其用藥也，補則足以填虛空，溫則足以散瘀滯。溫補二字，在產後極為穩當：而見之於脈，則未可以一格拘也。

有遲澀者，有沉細者，有洪數者，有弦緊者。遲澀沉細，可溫可補，若洪數弦緊，顧可漫無區別，而一於溫之補之乎？抑知瘀血填塞隧道，血脈為之沸騰，虛寒之體，轉化為實熱之脈，倘憑脈以療病，則為發為泄，為汗為涼。

病症百端，藥餌肆應，非不經營慘澹，竭力彌縫，乃一病未已，一病旋生，卒至溫補難施，不可救藥，豈非專憑脈者，階之厲耶？

余家世傳《月科》一卷之書，得之本邑王定所。不診脈，但問症。細閱書中，實是肚腹大脹大痛者，先治之以去瘀之本。桃仁、歸尾、胡索、靈脂、乾薑、川芎、荊芥穗，酒調服。其於症之虛寒者，固不外肉桂、乾薑；茯苓、炙草、當歸、川芎、焦白朮、肉桂、蜜黃耆、乾薑。即症之大熱者，亦不離肉桂、乾薑。百試百驗，世無產難之婦。遠近求藥者，日踵其門。

傳至於余，參究脈理，思欲突過前人。乃憑脈罔效，憑書輒驗。而後知產後憑脈，其理猶淺；不憑脈，其理方深。世之家藏秘本，粗視之，了無意義，而用之多效者，大半類此。

‖小兒疳脈論‖

道人於聖學，本無所窺，而少者懷之，雅有同志。竊於疳症，三致意焉。十六歲以後，謂之癆；十六歲以前，謂之疳。其症頭皮枯澀，毛髮焦稀，

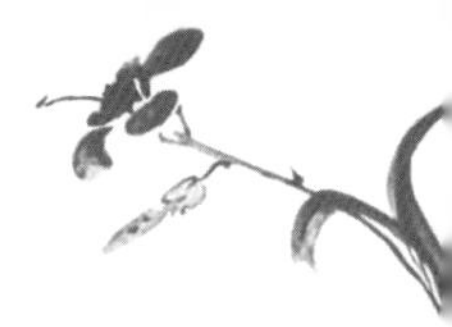

腮縮鼻乾，脊聳體削，鬥牙咬甲，煩渴自汗，口鼻溺赤，肚脹潮熱，酷嗜瓜果、泥炭等物，外則肢體生瘡，是其候也。

疳之綱領有五：脾、肺、心、肝、腎。至於條目，不可窮紀，姑舉其要，曰脊疳、曰蛔疳、曰腦疳、曰丁奚疳、曰無辜疳、曰哺露疳。名有百端，理唯一致，唯見症不同，不外熱、積、蟲三者而已。

考古名方，有塌氣丸、龍膽湯、蘆薈丸、木香丸、胡黃連丸及各種肥兒丸。其理正，其義深，其效神，信非仙家莫傳。因方書論症支吾，雖傳其方，無人敢用。如景岳論中，其或氣血兩虛，有非大補不可，固屬門外之揣摩。即錢仲陽為小兒科中一代名醫，而以為皆因脾胃虛損，亦是老生常談，與疳症何涉？錢氏如此，其他可知。道人不惜苦口饒舌，細為分析，病源既明，則作方者之苦心，庶得以闡明於世。

楊氏曰：「疳者，乾也。」道人則曰：「疳者，甘也。」因奉養太過，肥甘之味，鬱而為熱，蒸而生蟲，久而成積，而疳以是名焉。唯其為熱，煎熬津液，肌肉為之消削；唯其成積，肚腹脹大，飲食為之減少；唯其生蟲，吮臟腑則偏嗜異物，蝕肢體則瘡癢不痛。種種症候，大半得之膏粱之家，飫藜藿者，十居一二。

道人雲遊以來，每見朱門子弟，反不如居茅屋者之神完氣足。總由飲食不節之故，何關乎元氣之盛衰、脾胃之強弱？此其大彰明較著者也。

名方中不離黃連為君者，解其煎熬之熱毒也；用蘆薈、生地、山梔、青黛、膽草、黃柏者，清其火也；用蕪荑、君子、川楝、雷丸、鶴虱、烏梅者，殺其蟲也；用莪朮、神麴、山楂、麥芽、青皮、木香者，消其積也；用乾蝦蟆、蟾酥者，以毒攻其毒也；用夜明砂、靈脂者，去瘀而生新也。有是症則有是藥，性味之寒與毒，夫復何疑！

嘗見患是症者，請一目不識丁之醫，或揣之曰：「莫不是疳？」將師所傳治疳之方，遂撮一貼，猶或倖中，彼原不知黃連之寒，蕪荑之毒。請一讀書明理之醫，明知是疳，開口便曰：「脾胃大虧，非峻補不可。枯瘦之軀，何堪此黃連之寒，蕪荑之毒。」主人曰：「穩當。」不知熱得補而益熾，積得補而益堅，蟲得補而更多。至於不救，則曰：「有命。」此非讀書之過，不善讀書者之過也。

道高一尺，魔高一丈，其是之謂歟？然則，唯

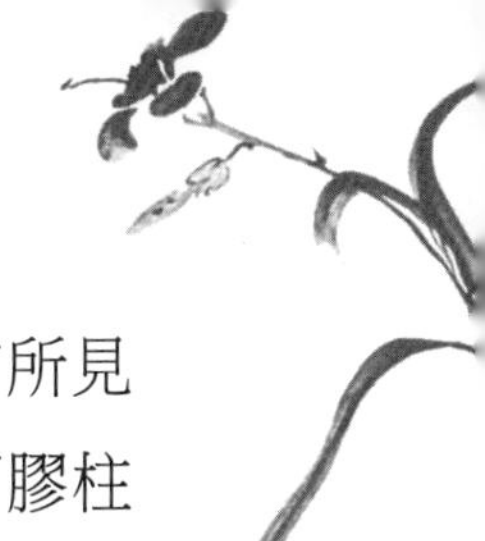

攻熱、積、蟲，遂可以治疳乎？非也。五疳有所見之症，諸疳又各有所見之症，變化生心，豈可膠柱鼓瑟！不過胸有成竹，而後能畫竹。然則，治疳一於攻而全無補法乎？亦非也。經曰：「大毒治病，十去五六。」相其熱退、積減、蟲安，窮寇勿追，或調脾理胃，滋腎平肝，一任醫之運用。

考古名方：

治腹脹大塌氣丸：白豆蔻、麥芽、五靈脂、砂仁、莪朮、青皮、陳皮、君子二錢，蝦蟆三錢，米糊為丸。

下蟲丸：苦楝子皮、酒浸焙，貫眾、檳榔、桃仁、蕪荑、木香、鶴虱，米糊為丸。

木香丸治疳痢：黃連、木香、厚朴、夜明砂、生薑，水為丸。

大蕪荑湯治小兒發熱作渴，少食，大便不利，髮黃脫落：蕪荑、山梔、秦歸、白朮、茯苓、柴胡、麻黃、羌活、防風、黃連、黃柏、炙草各二錢。

四味肥兒丸治小兒食積五疳，目生雲翳，牙齦腐爛：蕪荑、神麴、麥芽、黃連，等份為末，豬膽汁為丸，綠豆大。

蘆薈肥兒丸治熱疳：蘆薈、龍膽草、木香、人參、君子、麥芽各二錢，土鱉去頭足酥炙、檳榔、黃連各三錢，蕪荑、胡黃連一錢，豬膽汁為丸，黍米大。

龍膽丸治疳腦熱瘡：龍膽草、升麻、苦楝根皮、赤茯苓、防風、蘆薈、油髮灰、青黛、黃連，煉蜜為丸。

蟾酥丸治小兒頭頂結核，面色黃瘦，飲食不甘，腹大發熱：蟾蜍二三個，將糞蛆一杓，置桶中，以尿浸之，即將蟾蜍打死，投於蛆食，一晝夜，用布袋盛起，置急流中一宿取出，瓦上焙乾為末，入麝香少許，蜜為丸。

‖疑病雜病脈論‖

本無病也，而疑之為病，積想成因，懸擬成像，則無病者真以為有病矣。彼疑之，我亦疑之，何以名之為醫？本無病也，而雜之為病，困頓其狀，呻吟其聲，則無病者，真以為有病矣。

彼雜焉，我受其雜焉，何以名之為醫？而欲使疑者知其為疑，多方以解其疑，而疑者不疑；雜者知其為雜，直言以指其雜，而雜者不雜。亦唯決於脈，視其緩而已矣。

蓋有莫解之症，必有莫解之脈，疑則必疑為莫

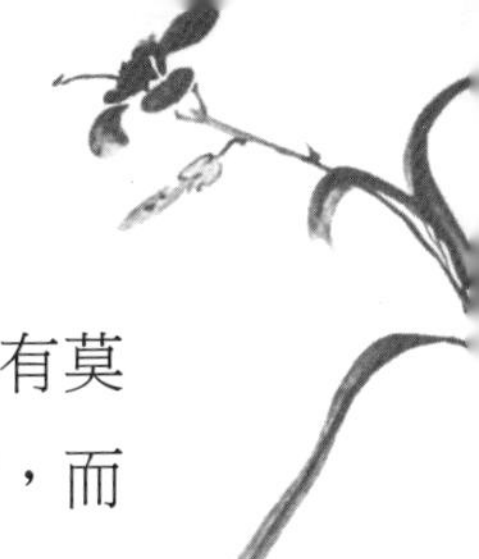

解之症，而何以診其脈無恙也，其為疑必矣；有莫起之痾，必有莫起之脈，雜則必雜為莫起之痾，而何以診其脈如常也，其為雜必矣。

杯中蛇影，掛弓即解，疑者無所施其疑；灸難分痛，見艾即癒，雜者無所用其雜。精於脈理者，又何疑雜之我欺也哉？！

‖平人脈歇止無妨論‖

代脈關乎壽，結脈因乎寒，促脈因乎熱。平脈歇止，則不關乎壽與寒熱，亦自有說。蓋一呼一吸，脈來六寸，血營氣衛，息數一萬三千五百通，脈行五十度，是為一周。稍為痰氣所礙，則脈為之一止。非如代之止有常數，結促之止由遲數而得也。天地萬古不老，而有歲差之數；日月萬古常明，而有相食之時。歲差、相食，曾何損於天地日月也哉！

‖內外癰疽先變脈論‖

平人飲食仍舊，氣體如常而脈數者，多發癰疽。夫外感脈數，驟然而來，飲食為之一變。茲之脈數，何以飲食仍舊也？內傷脈數，由漸而進，氣體為之少減。茲之脈數，何以氣體如常也？其為癰疽也，明矣。發於外者，癰疽並稱，後猶可療；發於內者，但以癰論，務須先知。

凡屬肺癰與胃脘諸癰，總是熱毒蘊結，四字該之。其先少發寒熱，漸隱隱作痛，斯時清其熱，解其毒，疏其氣，經驗方：桔梗、天冬、黃芩、葶藶子五分，秦歸、生甘草。易易耳。倘辨脈未清，視為他病，萬一肺腑能語，則呼冤實屬可憐，直待吐膿嘔血，而後知焉，則已晚矣。

士君子窮理於平日，辨脈於臨時，一遇內毒，立剖當前，誠有不必為之試黃豆而驗紅點者。昔扁鵲視病，窺見臟腑之癥結。留心脈學者，安見古今不相及也矣！

淡語中肯，力破題堅。南坡居士評。

癰疽一症，迄我朝《醫宗金鑒》及《證治全生》等書出，前代所不能醫者，皆能醫之。獨湧泉症，不出前代論定。千總劉蘭生童稚知交膠漆友也，患是症，流毒十有餘年。未發之前，卜其必發者，驗其脈數也；已發之後，斷其不死者，驗其脈緩也。費盡千金，總難痊癒。遊湘三年，不知亦有人能醫否，錄之以志知己之感。

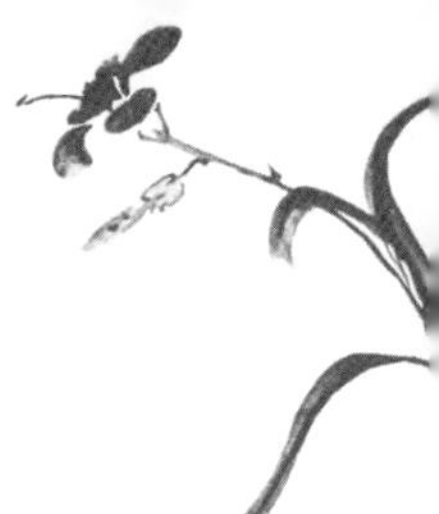

‖摘平脈三不治症論‖

天下事之信以為然者，必其理之無不然者也。然僅言其常然，而弗揭其偶然，非唯無以堅其信，或反益以滋其疑。即如定緩為平脈，是宜無病不瘳，詎知噎膈翻胃外，不可治者，又有三焉。

肌肉大脫，九候雖調，不可治者，一也；病到喘促，脈忽還元，不可治者，二也；全受而體無虧，全歸而脈不變，不可治者，三也。

有理外之事，便有理外之理。第恐於理中之理，未能洞悉無疑，斯於理外之理，愈覺昧沒而雜。既於理外之理，弗克明辨以晰，遂於理中之理，轉至惝恍無憑。而緩為平脈之說，不幾於捃摭陳言，究無主宰乎？爰摘三條，明著於編，使知以緩為宗，滴滴歸原允矣。

一經舊德，《漢書》：「韋賢以詩書授，七十餘為相，少子元成復以明經，歷位至丞相。」諺曰：「遺子黃金滿籯，不如一經。」沈詮期詩：「一經傳舊德。」是編緩為平脈，本《內經》舊德。絲絲入扣，森然五字長城。《唐書》：「秦系與劉長卿善為詩賦，權德輿曰：『長卿自以為五字長城，係用偏師攻之，雖老益壯。』」《丹鉛總錄》：「司馬景王命虞松作表，再呈不可意。鍾會取草為定五字，松悅服，以呈景王，景王曰：『不當爾也。』松曰：『鍾會也』。景王曰：『如此可大用。』沈詮期詩：『五字擢英才。』用此事也。解者以五字為詩誤矣。」

‖死生章‖

醫者，所以治人之生者也。未知死，焉足以治人之生。實知死之無可救藥，則凡稍有一毫之生，自宜多方調治。欲辨死生，仍歸緩字。緩為一身之元氣，即為一身之生氣。有十分之緩，即有十分之生；有分毫之緩，即有分毫之生。聽緩之聲，繪緩之象，取緩之魂，追緩之魄，刺緩之骨，摶緩之神，而幽明異路，如在目前。

彈石劈劈而又急，解索散散而無聚，問猶有分毫之緩乎？曰：無有也。彈石之脈，若堅硬之物擊於石上；解索之脈，猶解亂索，指下乍疏乍密。

雀啄頓來而又往，屋漏將絕而復起，問猶有分毫之緩乎？曰：無有也。雀啄之脈，猶雀之啄食，連連湊指，且堅且銳，忽然復來；屋漏之脈，良久一滴。

蝦游冉冉而進退難尋，魚翔澄澄而遲疑掉尾，問猶有分毫之緩乎？曰：無有也。脈已濡細矣，加以十一二至，滿指是脈，猶蝦之擁於水中，冉冉而進退難

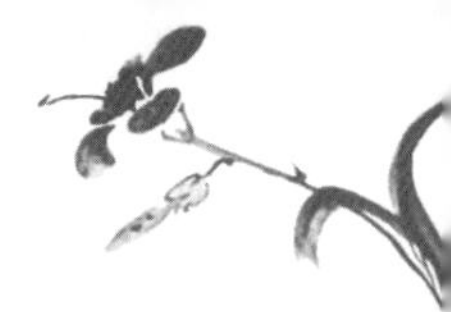

尋；脈已沉矣，加以兩息一至，猶魚之在水中，頭身貼然不動，而尾良久一掉。

沸釜之脈湧如羹，一占此脈旦夕死，而緩全無餘影矣。修到神仙也無藥，世間何處覓醫生。復有絕處逢生，困頓沉沉，聲音劣劣，不患脈少而患脈多，不患脈無而患脈有。寸關雖無，尺沉而勻，病到無聊，脈猶有根，仔細栽培，立可回春。

合觀諸作，清奇濃淡，無體不工，確是儒醫。南坡居士評。

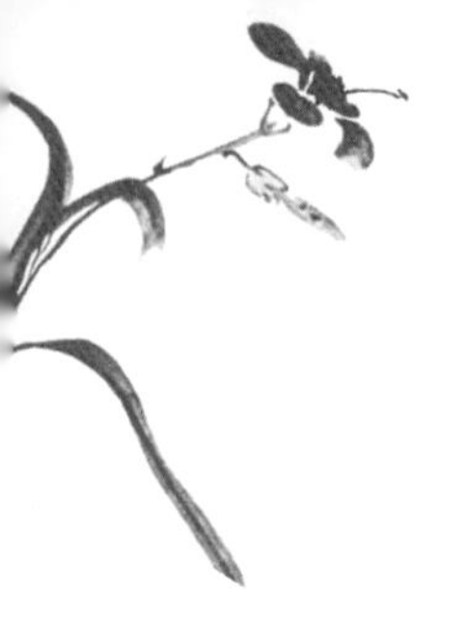

三指禪賦

‖以全求有眾皆生育為韻‖

自呼夢覺，周君自號夢覺道人。人喚小癲。道人家前有周癲，人故以小癲別之。荊楚鍾英，道人字荊威。士林望重；學霆警眾，道人名學霆。郡志名傳。錄汞鉛於丹灶；《參同契》：「夫鉛乃君，汞乃臣。」《志林》：「龍者，汞也，精也，血也，出於腎；虎者，鉛也，氣也，力也，出於心。」庾信詩：「自可尋丹灶。」驅草木以赭鞭。《史記》：「帝作蠟祭，以赭鞭鞭草木。」帝，神農也。以赭鞭鞭打草木，使萌動也。語云：「神農嘗百草而知藥性」，蓋本諸此。現身說法，彈指參禪。本《傳燈錄》，古有一指禪。成一家言之心裁，即機杼一家之意。作作有芒，《史記・天官書》：「作作有芒國其昌。」大率微詞奧旨；出蔡沈《尚書序》。分四庫書之體制，甲乙丙丁分為四庫，藏貯經史子集諸書。多多益善，漢淮陰候韓信將兵事。不遺斷簡殘編。出《文選》。

藻思頻催，錢起詩：「文人藻思催。」鬼神默為啟牖；道人撰《數脈解》，是夜更深，燈盞無油，光芒漸漸長至五六寸高，輝煌滿室，直達天明。撰《三焦辨》，是夜漏永，忽聽門外喧嚷，騎擁多人。瞬息間，一方巾秀士，站立身旁，良久方去。薪傳不盡，《莊子》：「窮於為薪火傳也，不知其盡也。」倫物宜荷生全。病應手而即瘉，人謂手底生春。爾其九年面壁，《傳燈錄》：「達摩祖師至少林寺，面壁九年，始悟而成佛。」六度行舟。江總《棲霞寺碑》：「三乘謂筏，六度為舟。」言庚庚而更卓，鄭元祐詩：「兩徐識解更卓特，著書翼慎言庚庚。」原按，謂徐鉉、徐諧，許慎《說文》。思其若抽。陸士衡《文賦》。

《靈》《素》《難經》，釀花作蜜；蜂採花蕊，以釀之而成蜜。醫方《脈訣》，集腋成裘。《呂氏春秋》：「天下無粹白之狐，而有粹白之裘。」取之眾白也。雖海上之奇方，無能為役；語出《左傳》。彼醫門之捷徑，亦又何求。語本《周頌》。折肱者三，出《左傳》。笑倩拈花之指；《傳燈錄》：「世傳拈花迦葉，獨破顏微笑。世尊云：『吾正法眼藏，分付於汝。』」拍案者再，拍案稱奇，謂文章之奪目。點憑頑石之頭。梁高僧講經於虎邱寺，聚石為徒，頑石為之點頭。蓋學不殊於半豹，《晉書》中有謝靈運云：「若殷仲文讀書半袁豹，則文才不減班固。」斯技無愧乎全牛。《莊子》中有庖丁曰：「始臣解牛之時，所見無非牛者。三年之後，未嘗見全牛也。」李商隱：「文學殊半豹，技愧全牛。」是以仰體三無，《禮記》：「天無私覆，地無私載，日月無私照。」兼包萬有；不恤傾囊，有孚盈缶。二句本《易經》。

白蓮集於齊已，源紹木公；《浩然齋雅談》：「唐僧齊己有《白蓮集》，為《風騷旨格》。」紅藥傳於謝庚，諦參金母。《西清詩話》：「宋僧謝庚，詩多清麗，有《紅藥詞》傳於世。」《西王母傳》：「仙人得道升天，當揖金母而拜木公。」契前三之語，《傳燈錄》：「問佛法如何？住持曰：『龍蛇混雜，凡聖同居。』師曰：『多少？』眾翁曰：『前三三，後三三。』」意在筆先；陶宗儀說郛王維畫學秘訣，凡畫山水，意在筆先。留丈六之身，蘇軾詩：「問禪不契前三語，施佛空留丈六身。」方垂肘後。孫思邈有《肘後方》。

慈航慧海，梁昭明太子詩：「慧海渡慈航。」輪王委通慧之心；開通慧智。寶筏迷津，李白詩：「金繩開覺路，寶筏度迷津。」梵帝伸指迷之手。指引迷津。宋之問詩：「果漸輪王族，緣超梵帝家。」神針暗渡，本薛靈芸刺繡事。錄合號以傳燈；《宋史》僧道原《景德傳燈錄》三十卷。明鏡高懸，用陳良翰虛堂懸

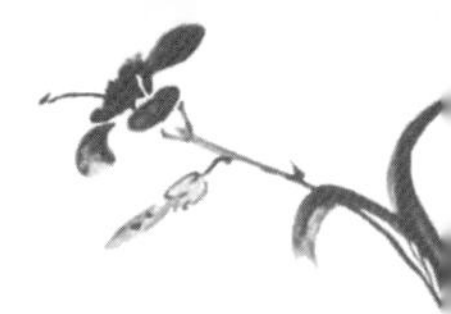

鏡事，言心眼之朗明也。六祖慧能云：「明鏡亦非台。」書林疑其覆瓿。用楊子雲語，謂是書之必傳也。

乃知鹿苑婆娑，珠林母鹿生鹿女，形極美，金仙養之。後佛母生於鹿女，因名鹿苑。雞園舞弄。《楞嚴經》：「我在鹿苑及於雞園，觀見如來最初成道。」尋玉版以談元，用蘇東坡訪玉版禪師談元事。玉版禪師，筍也。設蘭盆以餞送。釋氏中元節，設盂蘭盆以追薦鬼神。奇超白石之糧。《神仙傳》：「白石先生者，常煮白石為糧。」妙入黃粱之夢。呂純陽遺蘆生事，夢寤而黃粱猶未熟也。

攤寶書之玉軸，用黃山谷詩。鯨尚可騎；仙人每跨鯨魚。吸仙露於金莖，漢武帝金莖承露，取而飲之得仙。鶴非難控。周王子晉，緱山乘鶴。窗舒意蕊，僉躋壽寓福林；出《文選》。室度心香，梁簡文帝《相國寺碑銘》：「窗舒意蕊，室度心香。」那借汗牛充棟。言書籍之多，直使汗牛充棟。種菩提之樹，神秀詩：「身是菩提樹。」六祖慧能詩：「菩提本無樹。」濃披美蔭以庇人；《莊子》：「睹一蟬方得美蔭。」泛般若之舟，梁簡文帝倡導文泛般若之舟。大樣恩波而濟眾。彼夫騷人寄興，諸子遺懷。

採漢儒之學海，《拾遺記》何休為學海。斗唐室之詩牌。《雲仙雜錄》：「李白遊慈恩寺，僧用水松牌乞詩。」詞瀉老莊，信是周家著述；老聃、莊周皆周人。學宗陳邵，陳希夷先生摶，邵康節先生雍。羞同晉代詼諧。如樂廣之流。天文地理之精，任摩挲於玉腕；摩挲，神物；玉腕，言手腕之貴也。魚躍鳶飛之趣，此二語，詩詠之，子思引之，程子以活潑潑地贊之，朱子於書舍書而懸之，其悟道也皆然。供吐納於蕭齋。《國史補》：「梁武帝造寺，令蕭子雲飛白大書蕭字，至今一蕭字存焉。故時有蕭寺、蕭宮、蕭齋之稱。」

鼓吹成群，孔稚圭以蛙聲當兩部鼓吹。鄙官蛙之閣閣；晉惠帝問蝦蟆事。閣閣，鳴聲。推敲得意，賈島與韓愈商量詩中推敲字，愈曰：「敲字佳矣。」羨儀鳳之喈喈。鳳鳴喈喈。絳雪元霜，《漢武帝內傳》：「仙家上藥有絳雪元霜。」參觀即是慈雲法雨；《雜跖集》：「如來慈心如彼大雲蔭注世界。」王維《六祖碑》：「大興法雨。」觸處孔皆，則有丹經益壽。《宋史・皇甫坦傳》：「召問以長生久視之術，坦曰：『丹經萬卷，不如守一。』」綠字留名，梁簡文帝大法頌綠字擒章。逢凶化吉，起死回生。

字挾風霜，《西京雜記》：「淮南王安著《鴻烈》二十一篇，自云：『字中皆挾風霜。』」一字孅開天之畫，伏羲作卦，一畫開天。文光日月；《漁隱叢話》：「淮西功德冠吾唐，吏部文章日月光。」千文喧擲地之

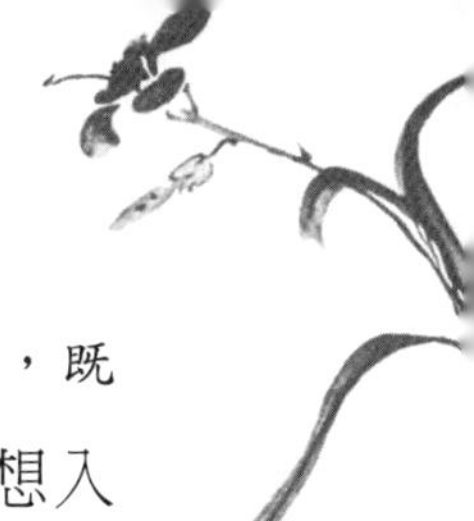

聲。梁周興嗣作《千字文》，孫綽作《天臺山賦》，既成以示範榮期，期曰：「此賦擲地當作金石聲。」想入非非，《涅槃經》：「無非想，無非非想。」刺膏肓而病將神爽；《左傳》：「二豎子避膏之下，肓之上。」辭源了了，語本孔融事。作針砭而聞亦心驚。鐵針磁砭，可以治病，謂藥石也。

歡喜丸，躊躇滿志；《法苑珠林》：「五百鹿車載種種歡喜丸。」清涼散，慘澹經營。《侯鯖錄》：「劉子儀三入翰林，稱疾不出朝，土候之云：『虛熱上攻。』石中立云：『只消一服清涼散。』謂兩府始得用清涼傘也，此借用。」「躊躇滿志」，本《莊子》；「慘澹經營」，本杜詩。唯有腳之春，唐宋璟惠澤遍施於民，人謂為有腳陽春。帡幪者廣；本楊子。是以如椽之筆，晉王珣嘗夢人以大筆如椽與之，其後文思日進。濡染而成。濡毫染翰。然則，因善病而廢書，道人世習詩書，自幼應童子試，輒冠軍，後因病搜方，遂明醫理，應延清而廢書。乃業醫以邀福。道人之病，自立新方治之，而病已痊癒。綜儒釋道淵源之教，統會禪醫；道人深悟禪機，故醫書亦號禪。萃天地人參贊之才，胥歸化育。范文正公曰：「不為良相，當為良醫。」原謂其可以贊天地之化育。

圓通頓悟，《楞嚴經》：「若能於此悟圓通根。」

納芥子於須彌；《維摩詰經》：「以須彌之高廣，納芥子中而不迫窄。」崑崙山西方曰須彌山。方便隨行，《維摩經》：「摩詰以無量方便，饒益眾生。」識廬山之面目。廬山以匡廬隱居得名。故云「始識廬山真面目」。庋手澤於高閣，私愧楂梨；《南史》：「張敷，小名楂；父，小名梨。帝戲曰：『楂何如梨？』答曰：『梨，百果之宗，楂何敢比。』道人先世皆讀書掇科，故云。」引眾生於慧門，佛經通慧為門。共銘饘粥。《左傳》：「正考父之鼎銘曰：『饘於斯，粥於斯。』」

曼倩之桃有核，馬臻詩：「饑懷曼倩桃。」庾信詩：「漢帝看桃核。」處處延齡；啖之延年益壽。安期之棗如瓜，《史記》：「臣嘗遊海上，見安期生食巨棗大如瓜。」人人果腹。《莊子》：「其腹果然。」非關剿襲，凡盜人之文章以為藍本，曰剿襲。是書語語出自胸裁，毫無此弊。豈拘弓學箕而冶學裘；《禮記》：「良弓之子必學為箕；良冶之子必學為裘。」儻事品題，一經品題，便成佳士。定屬豐年玉而荒年穀。劉義慶《世說》：「庾文康為豐年玉，稺恭為荒年穀。」

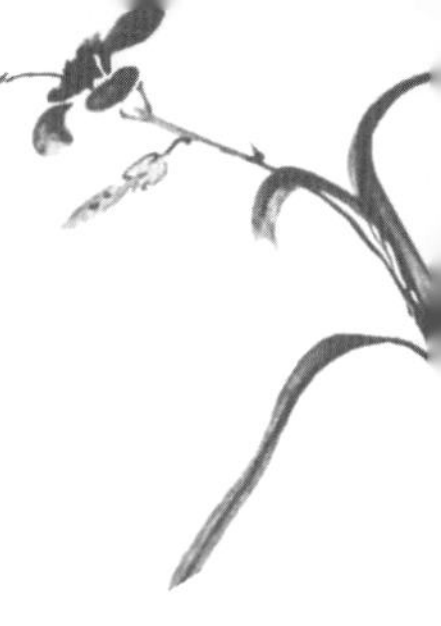

跋

是書未刻之先，夜夢一道人，談禪精奧，問其姓名，曰：「吉祥順。」

明日遇夢覺道人於貢院西街，行止異常，與夢中所見適合，一笠一缽外，袖中止藏《三指禪》三卷，因請而梓之。

道人周姓，始悟不言周而言吉者，乃仙家隱語，省一圍也。名吉祥順者，道人本慈祥之念，順天地好生之德，以濟人也。梓成因錄數語，以志其異。

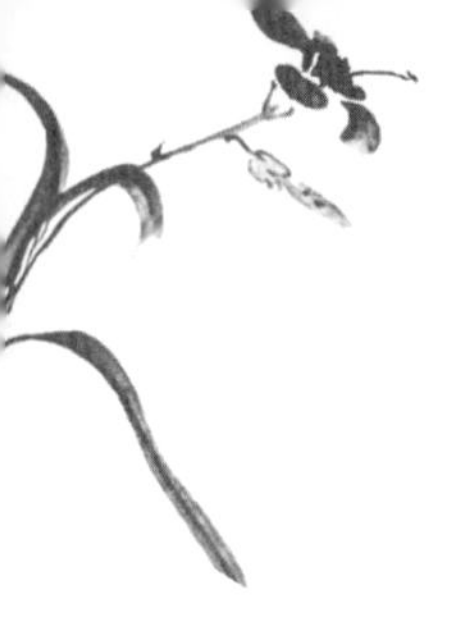

劉紀廉原跋

醫之道大而微，語其大則參贊化育，語其微則性命之理寓焉。岐、軒而降，代有作者，究其人，何一非仙？何一非儒？抑豈尋章摘句、燒丹煉汞者流所能企及哉！予茲於小顛見之矣。

顛周姓，世居邵陽龍山之麓，生數歲，有相之者曰：「是兒歧嶷，蓋謫仙也，當為一代名醫。」父誕登公，以儒世其家，聞其言不悅。

後善病始棄儒攻醫，更治黃老養生書，數年得性命雙修之道。以故盛暑嘗披裘烈日中行，日行或數百里方息；隆冬積雪反解衣雪中臥，醒或一韡一跣，嘯歌於市；或旬餘不食不饑，食或兼數人食亦不飽；或擁胭花粉黛，醉舞歡呼，種種遊戲，人是以顛呼之。顛曰：「吾之顛，顛乎俗而不顛乎道，以吾之顛可以治人之顛。」顛而不顛，豈一技一能？直如張長史、米舍人之顛哉！因又號曰「小顛」，以別乎古仙之周顛也。

子平願畢遊無定所，所在戶履常滿，或瞥見人一面，或聞人聲咳，或以指略點其脈，便知其病之所在，與方服之，靡不瘳者。人謝之錢輒不受，受亦隨揮霍之。故湖湘間上自當途執事薦紳先生，下逮賤隸婦稚，莫不識顛。

予嘗閱吾邵新志，慕其名，訪之數年不獲，今冬始省邸相逢，緣豈淺哉！謹以性命之理向之聞諸師者就質之，幸聞所未聞。復進而叩諸醫，顛乃袖出《脈訣》一帙，曰：「吾道古道非常道。蓋以儒道而通乎仙，仙道而通乎醫者也。夫儒理性命之自然，仙修性命之本能，醫治性命之當然。吾反求諸己，抱一守中，以自然之理達本然之道，而治當然之病，安往不應手而癒人之病哉！」

予卒讀之，曰：「是書也，傳之天下後世，又豈僅癒一時一域之人之病而已哉！」遂書其語並詳出處以為跋。

道光丁亥仲冬，星沙旅館

《三指禪》校注

著　　者｜清・周學霆
校　　注｜郝　洋、李　辰、闞　宇、周勁草
責任編輯｜王　　璇

發 行 人｜蔡　森　明
出 版 者｜大展出版社有限公司
社　　址｜台北市北投區（石牌）致遠一路2段12巷1號
電　　話｜(02) 28236031・28236033・28233123
傳　　真｜(02) 28272069
郵政劃撥｜01669551
網　　址｜www.dah-jaan.com.tw
E-mail｜service@dah-jaan.com.tw
登 記 證｜局版臺業字第2171號

承 印 者｜傳興印刷有限公司
裝　　訂｜佳昇興業有限公司
排 版 者｜千兵企業有限公司
授 權 者｜山西科學技術出版社
初版1刷｜2024年3月

定　　價｜240元

《三指禪》校注／(清)周學霆著；郝洋，李辰，闞宇，周勁草校注
—初版— 臺北市，大展出版社有限公司，2024.03，
面；21公分—（中醫經典古籍；10）
ISBN 978-986-346-451-8 (平裝)
1.CST：脈診
413.23　　113001512